はじめに

「ことば」は「くすり」です。

なぜなら、私たちは「ことば」に影響を受け、考え方や行動が変わることもあるからです。「ことば」は「くすり」にもなりますが、「くすり」は「リスク」であり、薬と毒と紙一重とも言われます。ポジティブな言葉を聞けばポジティブな気持ちになり、ネガティブな言葉を聞けばネガティブな気持ちになる。そうした単純な因果関係も「ことば」が持つ働きのひとつです。

情報化社会の中で、インターネット上には莫大な「ことば」が溢れています。意識的に読む「ことば」もあれば、ほぼ無意識に読み飛ばす「ことば」もあり、ふいに通知されてくる「ことば」もあります。そうした多種多様な「ことば」に自分がどう影響を受けているのか、誰しもよくわからないのが実情でしょう。

JN007173

薬と毒は紙一重と言いましたが、薬を過剰投与すると体が排出できず、害を与えます。同じように、「ことば」にも許容量があり、それ以上に受け取ってしまうと、脳は「ことば」を排出できません。すると他者の「ことば」が自分の脳内に溢れかえり、「ことば」同士が連鎖反応をするようにして結合し始め、本来は自分のものでなかったはずの「ことば」が脳を侵食し始めます。その時脳は、ウイルスに侵されたパソコンのように、見も知らない他者に乗っ取られています。インターネット上には、「ことば」を発する意図が不明なものも多く（そこには善意だけではなく悪意も含まれています）、薬になる「ことば」もありますが、毒になる「ことば」も混じり合って溢れています。毒の例えは大袈裟ではありません。無数の「ことば」で批判し追いつめていくことで、誰かの人生を狂わせたり、終わらせたりする場合すらあります。「ことば」による呪いはまやかしではなく、古代から現代まで「ことば」の力を悪用することで（現代では悪用している意識すらないこともあります）、実際に行われていると理解する必要があります。

そうした一方の極の現実を踏まえた上で、私は「ことば」が「くすり」として及ぼす希望のある方向性をこそ、考えていきたいと思います。「ことば」は「くすり」にもなるのです。事実、ちょっとした文章により救われたり、生きる希望を持ったり、自分の偏った考えが更新されたりすることは、誰しも経験があるのではないでしょうか。それは「くすり」の働きと言ってもいいものです。私たちの「あたま」は、「ことば」をプログラミング言語のように採用していることもあり、頭の中でどういう「ことば」を採用しイメージするかにより、行動も変わります。

私たちの「いのち」は「あたま」だけではなく、「からだ」全体にあまねく存在しています。もし「あたま」が誤作動を起こすと「からだ」を道連れにしてしまう悲劇さえ起きます。しかし、現代は「あたま」に偏った都市社会です。それだけに、「いのち」のあり方と密接に関係している「あたま」と「からだ」の関係性は、無視できません。「あたま」に影響を与える「ことば」とは何かを丁寧に検証しながら、滋養と生命力のある「ことば」を摂取していく必要があるだろうと思っています。

私は、「ことば」が「くすり」であると考えています。本書では、朝起きてから夜眠るまで、さらには眠りの中にまでテーマを見出して、「ことば」が行動にどのように影響するかを考えながら、33篇を紡ぎました。朝起きると、私たちの意識は外界へと向かいます。部屋から出ると、家族がいれば早くもそこで他者との関係性に巻き込まれます。家から外に出ると、そこではさらに無限に近い他者との関係性に巻き込まれます。携帯電話やパソコンを開くと、インターネットを介して世界中とのさらなる関係性に一気に巻き込まれます。「ことば」はそこで入り混じり合い、いくつかは有用な「情報」となります。

しかし同時に、自分にとって本当は何が大切なのか、自分にとって何が本当の喜びなのか、そうした基本的なことがよくわからなくなっていることがあります。そんな中、やがて外での時間が終わり、岐路につき、家へと戻ります。誰もがやっと、眠りの世界へと入ります。ここから意識は内界へと向かいます。つまり、無意識の世界です。無意識の世界において私たちはやっと、純粋な意味で、1人の時間を過ごします。言い換えれば、

「いのち」そのものの時間を過ごすのです。

このように1日という単位で考えると、特に「眠り」は重要な時間です。なぜなら、「目覚め」と「眠り」は無意識界から意識界へと、「眠り」は意識界から無意識界へと、私たちの意識のモードが切り替わる時間だからです。意識と無意識が揺れ動くように切り替わる中で、私たちは何かしら全体のバランスを保とうとしています。1日の中で、そうした劇的な瞬間が必ず2度は訪れているのですが、その重要性を多くの人は感じていません。しかし、こうした意識の切り替わりの中で、私たちの「あたま」も切り替わるチャンスが訪れています。そうしたギアチェンジを行うのが「ことば」です。「ことば」が自分自身にとっての「くすり」だと考えてみてください。そうして、本書が自身へ起こす反応を楽しむように味わいながら、読み進めて頂ければと思います。

稲葉俊郎

目次

朝のことば

昼のことば

● 夜のことば

◎休日のことば

未明のことば

死について

未明は抽象的な時間です。そこで私はこのエッセイを、「死」という抽象と具象が重なるテーマから始めたいと思います。

今も昔も「死ぬのが怖い」と考える人は多くいます。しかしそもそも、「死」と「恐怖」は、それぞれ独立した概念です。にもかかわらず、「死ぬのが怖い」という言葉では、両者がごく自然に結合しています。なぜでしょう。それは、死が未知であるからです。そして、未知に対する恐怖を取り除くには、理解することしかありません。つまり未知である死に対して、自分なりにでも、できる限りの理解を深めていくことでしか、「死」と「恐怖」は分離していかないだろうと私は思います。ですから、死という概念を、もう少しよく考えてみることにしましょう。

死には「1人称の死」、「2人称の死」、「3人称の死」があります。1人称の死は「私の死」です。2人称の死は「その人にとって大切な誰かの死」です。3人称の死は「自分と無関係と思える人の死」です。例えばテレビをつけ、エスワティニ王国での死者が出たという事件報道を目にしたとして、とくにピンとこなかったとしたら、それは3人称の死です。

このように「死」といっても、その中には多様なものが内包されています。そして多くの人が、死を恐れるにあたって「自分の死（1人称の死）」ばかりをイメージしています。

しかし本当の問題は、「2人称の死」に直面した時なのです。つまり、自分にとっての大切な人が亡くなる瞬間です。それは心の一部が欠損したような深い喪失の感覚を伴い、自分自身の存在が大きく揺らぐ体験と言えるでしょう。「辛い」とか「悲しい」といった言葉では表現しきれない、もっと複雑で形容しがたい感情の総体とも言えます。人間は弱い存在であり、助け合いの中で社会を営んできました。それだけに、自分と直接的につながっている「2人称（あなた）」の人を失うことは、自分の存在の根（ルーツ）の一部を切断されるようなものなのです。

そんな2人称の死を考えるにあたって、いつも私が思い出す作品があります。ドイツの絵本作家であるハンス・ウィルヘルムの『ずーっとずっとだいすきだよ（原題：I'll Always Love You）』（評論社）という絵本です。ある少年が、親友のような存在である愛犬を亡くしてしまうというお話です。愛犬の死を前にして周りの人は悲しみに暮れますが、少年は悲しくないと言うのです。なぜかというと、それはただひとつ、後悔がないからだったのです。少年は愛犬が生きている間、元気な時でも病気の時でも、ずっと大切に寄り添い続け、「だいすきだよ」と声をかけ続け、できる限り同じ時間を共にしていました。だからこそ少年は、できる限りのことを尽くしたからこそ悲しくないよ、と語るのでした。

私はこの絵本から「2人称の死」の本質を受け取りました。つまり、大切な人であるからこそ、お互い生きている間に礼節を尽くし愛情を尽くして接し続けさえすれば、死に際しても、その体験を自分の心の適切な場所に位置付けられるのだ、ということです。

それでは「私の死（1人称の死）」は、どうでしょうか。多くの人が恐れているとともに、哲学や宗教が追究してきたテーマでもあります。自分の死は永遠に体験できないものだからです。普通私たちが何かを学ぶ時、知識だけでは不十分で、身体的な体験を経ることで初めて本質を学びとれることが多いのですが、1人称の死だけは、そうはいきません。それは純粋な「概念」なのです。しかし私は幼少時に重い病を経験したことで、「自分の死」という体験できない概念に肉薄し、自分なりに考えを深めてきました。

それをわかりやすく説明するとしたら、「臨死体験」が適切かもしれません。臨死体験とは、死の淵まで行きながらも、この世に戻ってくる体験のことです。私は心臓の緊急治療に従事していたこともあり、この臨死体験の話を当事者からよく聞きました。一番多く聞いたのは、「ベッドで倒れて寝ている自分自身を俯瞰《ふかん》して見ている」という体験です。ほかにも、「快適で完全なる幸福の世界にいた。しかしある境界線を越えようとすると、こちら側にはまだ来てはいけない、という警告を受けた。戸惑っていると強い力で後ろの方向へ引っ張られ、目が覚めた」といった内容の体験談もよく聞きました。ちなみに臨死体験者たちが、その完全なる幸福な空間にいた時、森羅万象のすべてを理解した感覚もあったそうです。しかし目が覚めてみると、その感覚をどうしても思い出せなかったと言います。こういったエピソードを、多くの臨死体験者が共通して語ってくることには驚かされたものです。

1994年には、立花隆という評論家が『臨死体験』（文藝春秋）という本を出しています。タイトルの通り臨死体験者の様々なエピソードが載っているのですが、この本でなされているのは、生命の根幹に関わるような深く共有しがたい「1人称の死」を、言葉でどのように表現すればいいのか、という試みとも言えるでしょう。すでに述べたように、私も幼少時に生命の危険な状態を体験しました。その時の体験の本質を言語化して共有したいという願いが、こうして文章を連ねていく行為の強い動機になっているとも思います。それだけに、声にせよ文章にせよ、臨死体験者の当事者たちがなんとかして言葉で伝えようとしている姿勢を目の当たりにするたび、多くの共感を抱いています。

「2人称の死」に話を戻しましょう。私たちが恐れ、問題にしている死は、実は「2人称の死」であると述べました。言い換えるとそれは、「大切な人」がいるからこそ生まれる体験なのだ、ということです。死の恐怖の根っこには、大切な人との強いつながりがあり、それらは強く分かちがたくつながっています。だから「死」と「恐怖」はいつも自然に結合して語られるのです。しかし、大切な人の存在を軸に考えれば、死は単に恐ろしいわけではないとわかるはずです。むしろ、今ここにいる大切な人と誠意を尽くし、愛を尽くして共に生きる、という命題そのものなのだと思います。

大切な人の死を前にして、もっとああすればよかった、なぜ時間を割けなかったのか、と思うことが後悔を伴う悲しみにつながるのです。そうであれば、ハンス・ウィルヘルムの絵本の少年のように、共にどう生きていくかにたえず目を向けることが、悲しみを緩和する唯一の道ではないでしょうか。

死の恐怖とは、そうした人と人との関係性の原点を今一度確認するための、心のサインのようなものだろうと思います。

不満と不眠

多くの人が不眠を体験していると思います。未明まで目が冴えてしまうようなこともあるのではないでしょうか。そんな時は大抵、とりとめもない考えが浮かんでくるものです。日常で処理できなかった情報が、頭の中を混沌《こんとん》として渋滞しているのでしょう。しかし、眠れないのは、それらを何とかして受け入れようと、心がもがいている証でもあります。不眠に悩む方からとりわけよく聞くのは、心配事や腹の立つこと、不満などが浮かんできて眠れない、というお話です。

そうした経験は私にもあります。ある時、こちらの言葉尻を捉えられた物言いをされたことがありました。それに対して説明しようとしたところ、感情的になった相手から「言い訳をするな！」と大声で怒鳴られました。私も、思わずカッとなり感情的に反応しそうになりましたが、なんとか冷静になってブレーキをかけ、応戦はしませんでした。しかしその夜は眠れず、何度もその時の光景が頭に浮かぶのでした。咄嗟《とっさ》の反応として何がよかったのか、もっといい対応があったのではないか……頭の中にそんな想念が浮かんでは消えていくことに驚いたものです。と同時に、私は岐路に立っていました。明日ぶつかった相手と次に会った時に、悪い感情を呼び起こして文句を言うのか、それとも別の展開を生む別の言葉を口にするのか。

そして翌朝、私は怒鳴られた相手に会った瞬間、感謝の言葉を伝えていました。昨日は、ご指摘いただきありがとうございました、と。

なぜこうした対応を選択できたかというと、以前クレーム対応の専門家から聞いた話を覚えていたからです。例えば、電話で何度もクレームを言ってくる相手がいるとします。このような時、相手の発言内容ひとつひとつに反応し説明などしていると、埒《らち》が明きません。その代わりに、ご指摘いただきありがとうございました、と感謝の言葉を伝え続けると言うのです。すると「自分の指摘は相手の役に立っている」と感じてもらえ、相手は満足して電話を切ると言います。クレームを言う人たちはしばしば、

「お前たちのために自分がやってあげている」といった高圧的な正義感を振りかざしている場合が多いそうです。だからその自尊心を満たさない限り、クレームは際限なく続くとのことでした。

確かにどんな人も、誰かに貢献したいという思いはあるものです。その貢献の方法を間違えてしまった人が、不幸にもクレーマーになるのだ、と私は理解しました。人そのものが悪いのではなく、貢献の方法にミスがあったのだ、と考えること。だから私は、率直に感謝の念を口にしたのでした。相手は決まりの悪い表情で色々と言い訳をしていましたが、最後は穏便に収まったのです。もしこの時私が、昨日の態度は失礼だ、おかしいじゃないか、などと感情的になっていたら、もっとヒートアップして大喧嘩にまで発展していただろうと思います。怒りの種が発芽しないようにするには、そこに栄養を与えない決断が必要となります。とくに私の経験したような突発的なトラブルの場合、むしろ相手の懐に飛び込んでポジティブな先手を打つほうが、結局は前向きに解決していくものです。

ある不満に対し、頭の中でシミュレーションを続けて眠れなくなる夜は誰しもあります。とりわけ理不尽に怒りをぶつけられたとしたら、その相手の行動自体は不適切としか言いようがありませんし、不満に思うのも無理はありません。しかし大切なのは、その先です。つまり、相手は何に貢献しようとしてそうした行動をとったのか、本来その人が目指したかったであろう目的地へと目を向け、それを感謝の念につなげるのです。もちろん、だからといって予想通りにすべてが丸く収まるかどうかはわかりません。むしろ、思いがけない方向へと進んでいくこともあるでしょう。しかし、予想とは違う形であっても、反発したり無視したりするよりはいい結果が出るものです。

抱え込んで眠れない夜を続けるより、1日ですっきり片づけて安眠の日々に戻ることを、私はおすすめしたいと思います。

表現としての夢

夢は誰もが見るものでありながら、他人と共有することができません。それだけに死と同様、ある意味で究極のモチーフと言えます。そんな夢の世界を表現する画家として、私にとって重要な存在なのが、エド（ト）ガー・エンデです。小説『モモ』や『果てしない物語』を書いたミヒャエル・エンデの父ですが、息子の世界的な知名度に比べると、それほど知られていません。しかし、そのミヒャエル・エンデが父について書いた『闇の考古学――画家エトガー・エンデを語る』（岩波書店）という本は、創作を考える上で様々な示唆を与えてくれます。エドガー・エンデが創作にあたってどのような仕方で臨んでいたかが書かれているのですが、その中でとくに印象的なのは、次の一節です。

何日もベッドに横になって、壁のほうをむいて、なにもしようとしないことがありました。自分を意識的に排除していたのです。

これは一見、瞑想のようですが、少し違います。むしろ、自分自身を穴のように捉え、イメージを通過させていたのです。イメージの海の中に何日間も自分を浸し、その上で描くべきイメージをキャンバスに写し取っていたのでしょう。夢ということに限るなら、エドガー・エンデのような創作の仕方を続けている人は珍しいと思います。彼は、この現実世界とはまったく異なる世界を訪れ、創作源にしていたようです。

父にとって「意識」は、概念による思考をシャットアウトした結果であったわけです。しかもそれは、（中略）意識の緊張をずいぶん要求するものです。ひとりでに生じたりはしない。（中略）父はからっぽの状況をわざわざ意識してつくりだしたのです。それは、遠くの事物に近づくための、内的な態度、意志の緊張なのです。そして父はそのプロセスのあいだずっと、概念によらないそういう「意識」を保持しておこうとしたわけです。

すぐに手に取ることとの難しい本でもあるため、エドガー・エンデ（Edgar Ende）の名で検索をしていただいてもいいかもしれませんが（http://www.edgarende.de/）、一度作品を目にしてほしいと思います。そのイメージ世界は、現実世界とは全く異なるとわかるでしょう。異世界でしか現れないイメージをこちらの世界に持ち込み、目覚めながら夢を見るように、彼は人生をかけて画家であり続けたのだろうと思います。この世にもあの世にも手本のない、自立した創造物のために。

エドガー・エンデは「こんな絵を描こう」などと思って描いているわけではないようです。その代わりに、彼は毎日夢を見る中で、心というものが何層にも深く分かれていることを発見したのだと思います。つまり、描くべきイメージは外側ではなく内側にこそあり、その内側への入口を、彼は自分なりに探し続けていました。だからこそ、彼はあえて空っぽになる練習を続け、そうした過程であらゆるイメージが夢のように湧いてくることを楽しんでいたのでしょう。その中で、誰かと共有したいと強く感じたイメージを選び、筆と絵具によって写し取りました。そうしてできあがったイメージは、作者と鑑賞者の間で、感動とも違う、何かお互いの心の深い層が共鳴し共感するような、不思議な心の動きを誘発するのです。こうしたことは、私が文章を書く時にも大いに参考になりました。人と人との心には隔たりがあるようで、どこかに秘密の通路があります。それはある程度、心の深い層にまで達しない限り行くことができない場所です。もし文章を通して書き手と読み手の心がつながり、共感し共鳴したなら、エドガー・エンデが描こうとした芸術世界と同じことではないかと思うのです。その思いは私が文章を書く時だけではなく、医療現場において困難な状況に遭遇している人と向き合う時にも、生きています。心と心がどうつながるのか。それは医療現場だけではなく、芸術を含めたあらゆる心の表現世界から学ぶことができるのではないでしょうか。

意識と無意識

私たちは、意識と無意識を対立させて考えがちです。しかし本来、両者は互いに補い合うものであり、明確に名指せないことが多いのです。事実、私たちの日常の動作のほとんどは、明確な意識によるものではなく、だからといって完全な無意識によるものでもありません。例えば冷蔵庫のドアを開けるのはごく日常的な行為ですが、「開けよう」と意識する時もあれば、いつのまにか開けている時もあります。一方、その際に握力や手の角度などは無意識に調整しているはずです。そう考えると、大雑把でわかりやすい行為には意識が主体になる一方、より細かい行為になるほど無意識の度合いが強くなると言えるでしょう。

このことは別に、難しい話でも意外な話でもありません。ではなぜ私たちは、意識と無意識を対立させて考えがちなのでしょうか。

そのことを掘り下げるために、先ほどの考察を、行為でなく感情に置き換えてみましょう。大雑把でわかりやすい感情であるほど意識的であり、より精緻《せいち》な感情であるほど無意識である、と。例えば、怒りっぽい人のことを考えてみます。医療現場にいると、患者さんから大きな声で怒鳴られたり、イライラをぶつけられたりすることがあります。その時、怒りの主は「自分は明確な理由のもと、意識して怒っている」と感じているはずです。言い換えると、この場は怒っても許容される、という判断をした上で「意識して」怒っているのだと思います。

しかしその底には、必ず無意識の感情が存在しているのです。ほとんどの人はそれに気付いていません。つまり、なぜ自分が怒りに突き動かされているのかということまでは、理解していないのです。それでは、怒りの底には何があるのでしょう。多くの場合は、悲しみの感情です。例えば、病気は本来的に不条理で受け入れがたいものであり、必ず悲しみを伴います。そうした悲しみを処理することができず、それがイライラとなり、果ては怒りという便利な感情で爆発させてしまうのです。だからこそ、そこで必要とされるのは、悲しみに共感することです。

怒りの底にある悲しみの感情にこちらの意識の焦点を合わせていくと、悲しみの塊が刺激されて表に出てきます。その悲しみの感情をつかまえて共有する、ということが医療現場でも非常に大事なことなのです。

例えば診察室に入るなり、怒り狂っている人がいました。受付の対応、話し方や態度、あらゆることに対して怒り狂っていたのです。私はその怒りの感情に巻き込まれないようにしながら、相手の話を聞いていきました。すると、どうも知覚過敏の性質を持った方であるとわかってきました。最近は、非常に感受性が強く敏感な気質の人という意味で、ＨＳＰ（Highly Sensitive Person）という言葉が使われるようになりましたが、まさにそのような方なのだと思ったのです。怒りの底には悲しみがあると感じていた私は、感受性が鋭いがゆえにこれまで生きていくのが大変だったことに共感しながら話を聞きました。そうすると、相手は突然に泣き出し、色々な場で邪魔者扱いされてきた「悲しみ」を表現されたのです。

こうしたこともあり、場になじめず言葉でもうまく表現できない人が持つ「悲しみ」について、私はたびたび考えさせられてきました。と同時に、悲しみがいかに怒りの形で表れてきやすいか、よく理解できたのでした。怒りだけではありません。暴力の底にも悲しみが隠れています。しばしば、暴力を起こした人間は犯罪者と見なされます。そして多くの人はそれを見て、まともな自分とは関係ない、と断絶してしまいます。意識的に暴力を利用している人は悪人、と。わかりやすく納得したがるのは人の性《さが》です。この場合も善悪の二元論で考えれば、すっきりと受け入れやすくはなります。私たちは実に様々な問題を、単純な二元論で処理してしまっているのです。

それでいいじゃないか、と言う方もいるかもしれません。しかし、もし自分の家族や親友が暴力をふるって犯罪者になったら、そう単純には判断できないはずです。おそらくは、被害者に対する痛ましい思いと共に、暴力の底にある悲しみの感情を探そうとするはずです。

一方で、怒りや暴力が習慣化してしまった場合などはどうするか、という、より現実的で深刻な問題もあるでしょう。怒りや暴力を行使すると、瞬間的に場を支配することができてしまいます。そうしたコミュニケーションの作法に慣れてしまうと、その人の世界にはもはや、上下関係と支配関係しか存在しません。そこから抜け出すには、粘り強く練習と鍛錬を繰り返す必要がありますので、それなりの時間がかかります。大切なのは、上下関係ではなく水平関係の中で相手を肯定することです。

ここでの肯定とは、単に発言に同意するといったレベルではなく、存在そのものを肯定するということです。相手の存在を常に肯定する、という立場を保ちながら、不適切であると思われる発言はしっかり指摘します。指摘の際には、こちらも感情的にならないと同時に、相手の存在の否定につながらないよう、注意します。存在の否定は、もっともやってはいけないことです。人が復讐しようとするのは、存在そのものを否定された時だからです。

これらは他人事ではありません。暴力ほど極端でなくても、「意志の力」や「意識の力」といった物言いが好まれる場面は多くあります。とくに自己啓発の世界では、人生を好転させるためのキーワードともなっているようです。一面では正しいと思いますが、すでに述べたように、無意識と意識とはそう明確に分かれていません。そのため、意志や意識の力を過信するとしばしば現実（無意識）とのミスマッチが生まれ、苦しんでしまうことがあります。その場合はいわば、意識をオートからマニュアルに切り替えるといいかもしれません。つまり、いちいち意識してこなかったような行動パターンや感情パターンをあえて意識して列挙するのです。そのうえで、ミスマッチを生み出しているのは何なのか洗い出してみれば、有効な策になりうると思います。

自分の中にある過去の感情のしこりを更新し、新しい未来へと目を向ければ、日々は新しい1日として幕を開けるはずです。

病名のない不安を形づくっているもの

不安には病名が付きません。それでいて、誰もが不安を〝治したい〟と感じています。

一方で、不安は人間存在そのものと深くかかわっていることも事実です。「こころ」とした不安定さを語源として「こころ」という言葉が生まれた、とする説があるくらいです。心は本来的に「ころころ」と動き続けます。このように変化し動き続けることを、仏教の開祖であるブッダは「無常」という真理の言葉として表現しました。つまり、不安定に動き続けることは、人間を含む自然界の根本であり、原則でもあるのです。

にもかかわらず、都市化された私たちの社会は、そのような不安定さを嫌い、情報とテクノロジーによって社会を固定化してきました。その速度と量は、私たちの身体感覚を遥かに超えています。その意味で、現代の不安は、情報に原因があると言えるでしょう。いまや私たちは、情報によってもたらされた不安を、別の情報で穴埋めしてやり過ごしているような状態です。しかし、その多くは外部情報に過ぎません。内部情報である生命情報とは、似て非なるものです。そのため、大量の情報を高速で摂取し続けると、心理的な混乱が起きるのです。

すでに述べたように、不安とは心が動いていることです。その事実を冷静に受け止め直すことが大事です。例えば日中に木を見ても私たちは不安を感じませんが、夜道で正体がわからないと、幽霊かお化けのように見えてしまうことがあります。そうしたイメージの力に動かされるようにして、ありふれていた日常がグラリと動くこと。それはたしかに「不安」と呼ぶべきものかもしれませんが、心が動き始めた証拠でもあるのです。そして、心が動くこと自体は必ずしもネガティブなものではありません。心が動いた時、それをすぐさま「不安」と呼ぶのではなく、別の捉え方ができないでしょうか。なぜこれまで動かなかった心が動き始めたのか、と。

「不安＝心が動くこと」は、個人の問題だけではありません。時代もまた、不安と大きな関係があります。現代は複雑な時代です。言い換えると、たえず心を動かさないと対応できない時代です。かつては、外国の戦争など他人事と思うことが可能でした。心を動かさずにやり過ごせたのです。しかし現代は情報や人やモノなどが、世界中のあらゆるネットワークで相互につながり合っている時代です。それだけに他国の戦争であっても、いつ私たちの日常に侵食してくるかわからない、と誰もが考えるようになりました。こうして不安は地球規模のものとなり、誰もが常に心の動きを感じながら生きるようになりました。しかし、それはネガティブなことばかりではありません。世界を変える可能性すらあります。気候変動や環境破壊も、近年になって急速に多くの人の心を動かし、地球規模の問題として浮上してきました。それだけたくさんの人が、地球の健康を不安に感じているということです。

英語で「A rolling stone gathers no moss.（転がる石には苔が生えぬ）」という格言があります。イギリスでは「世の中に合わせて職業や住まいや行動を転々と変える人は成功できない」という否定的な意味で使われますが、アメリカでは「柔軟に行動を変えることで失敗を回避できる」という肯定的な意味で使われます。このふた通りの捉え方は、心の動きを変化の不安として否定的に捉えるか、変化や創造の希望として肯定的に捉えるか、の違いにも似ています。ですから、あなたが不安を感じた時、いったん深呼吸して、心が動いた背景を丁寧に観察してみてほしいのです。きっとそこには、何か新しい発見があるのではないかと思います。

心は動くものです。そこには、いい面も悪い面も含まれています。病名が付かないのは、名前で固定できないためです。この世界が変化し続けるものであるとすれば、名前を付けて安心するのではなく、名前の奥底で変化し続けるものをこそ、大切にしてほしいと思います。私たちが日々付き合っている、「からだ」、「こころ」、「いのち」、などは、まさに名前を付けても常に変化し続ける、掴みどころがないものなのですから。

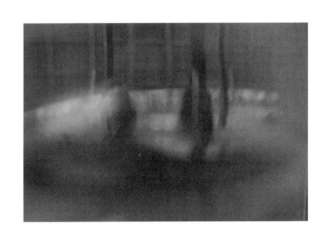

朝のことば

新しく始める、ということ

新しく始めたこととして、2022年4月から軽井沢病院長を拝命し、院長業務に携わっています。「みずから」志願したわけではなく、外部からの指名により「おのずから」そうした流れになったのです。その流れを肯定的に受け取り、要職を引き受ける気になりました。

私は、〝「みずから」と「おのずから」のあわい〟、という言葉が好きです。大学生のころ、倫理学者の竹内整一先生から教わった言葉です。日本語では、「自ら」と書いて「みずから」と読むこともあれば、「おのずから」と読むこともあります。つまるところ、「自ら」という言葉の中に「みずから」と「おのずから」が同居していて、そのあわいに人生の真実があると教わりました。

私はこうした二重のイメージを、常に自分の人生の出来事に重ね合わせるようにしています。院長の指名を受けた時にも、まずこの言葉が頭の中に浮かびました。「みずから」選択することだけではなく、「おのずから」そうなったとしか言えないことを、「みずから」どう引き受け、受け入れていくか。そこにこそ人生の醍醐味があります。「みずから」始める場合もあれば、「おのずから」始まってしまう場合もあるでしょう。「おのずから」の流れは、超越的で変えられないものもあると思います。しかし、そうした「おのずから」の流れを「みずから」どう解釈し、受け取ったか次第で、「おのずから」の流れの意味は千変万化します。「おのずから」が人生に与える推進力だとすれば、「みずから」はどちらに向けて動き出すかの方向付けです。ヨットは風の力を受けて進みますが、そこで方向付けをするのは乗組員であることと同じです。

ところで、私はずっと、経済やお金に苦手意識を持っていました。しかし、軽井沢病院長を引き受けるにあたって、そうした苦手意識とも向き合う時期が来たのだと解釈しました。それは単なるお金の管理だけではなく、もっと原理的なことです。つまり、共同（eco）の摂理（nomy）としてのEconomy、あるいは「経済」の語源である「経世済民（けいせいさいみん）」

に「おのずから」立ち返り、「世を経（おさ）め、民を救済する」ものとして、「みずから」課題を受け止め直した、ということです。

このように自分の苦手なこと、回避していたことを、ユング心理学で「影（Shadow）」と呼びます。ある人が実際に生きてきた人生を光であるとすると、実際には生きなかった人生の半面は影に相当します。しかし、やがてその人の中で光と影を統合する時期がやってきます。その時に影は、自分自身に対決を迫ってくるのです。結果、両者は対決を経て統合され、高次の光となります。大学時代、河合隼雄の『影の現象学』（講談社学術文庫）でそうしたテーマを読み、それ以来、私は常に「影」の気配を感じていました。

人はどうしても自分自身が光であることを求めるものです。ただ、光は影や闇によって支えられてもいます。影への畏怖《いふ》や礼節を忘れると、その人の全体性のバランスは崩れてしまいます。つまり、トラブルや災厄という短期的には負の体験としか考えられない思いがけない形で、自分の影は自分自身に復讐してくるのです。私を見て、と言わんばかりに。そうした影に適切な居場所を与えることで、時に居心地の悪い思いをすることもあるでしょう。しかし、自分の影を認める経験を通じてこそ、人間性や人生に奥行きが生まれます。

とはいえ、自分にとっての影が具体的に何を指すのか、うまくイメージできない人も多いかもしれません。それでも多くは「おのずから」訪れて来ます。しかもそれは一見すると、負の体験に思われるものです。ですがすでに述べたように、負やマイナスのレッテルを貼っている場所にこそ、これまで見ようとせずに拒んできた自分の影の要素が含まれているはずです。私が院長という仕事を引き受け、経済やお金と向き合わなければならなくなったように。

ドアをコンコンとノックするようにして、影が訪れて来る時。それはその人自身の中で、影を受け入れる器が熟した時でもあります。影の訪れは、対話や対峙という生易しい言葉ではなく、時に対決としか言えない場面としてもありえますが、いずれにせよ「みずから」選択し引き受ける時期が来るでしょう。

大切なことは、影の中には必ず成長の種が潜んでいる、ということです。新しく何かを始めるタイミングとは、そうした準備が整ってきた時期だろうと思うのです。ですから、何かを新しく始めるにあたって、あまりネガティブに考える必要はありません。自分が立ち向かえるようになった時期だからこそ、光と影が出会っている、と受け止め直すことが大事なのではないでしょうか。それは人生の中で、形を変えて何度も何度もやって来るものなのですから。

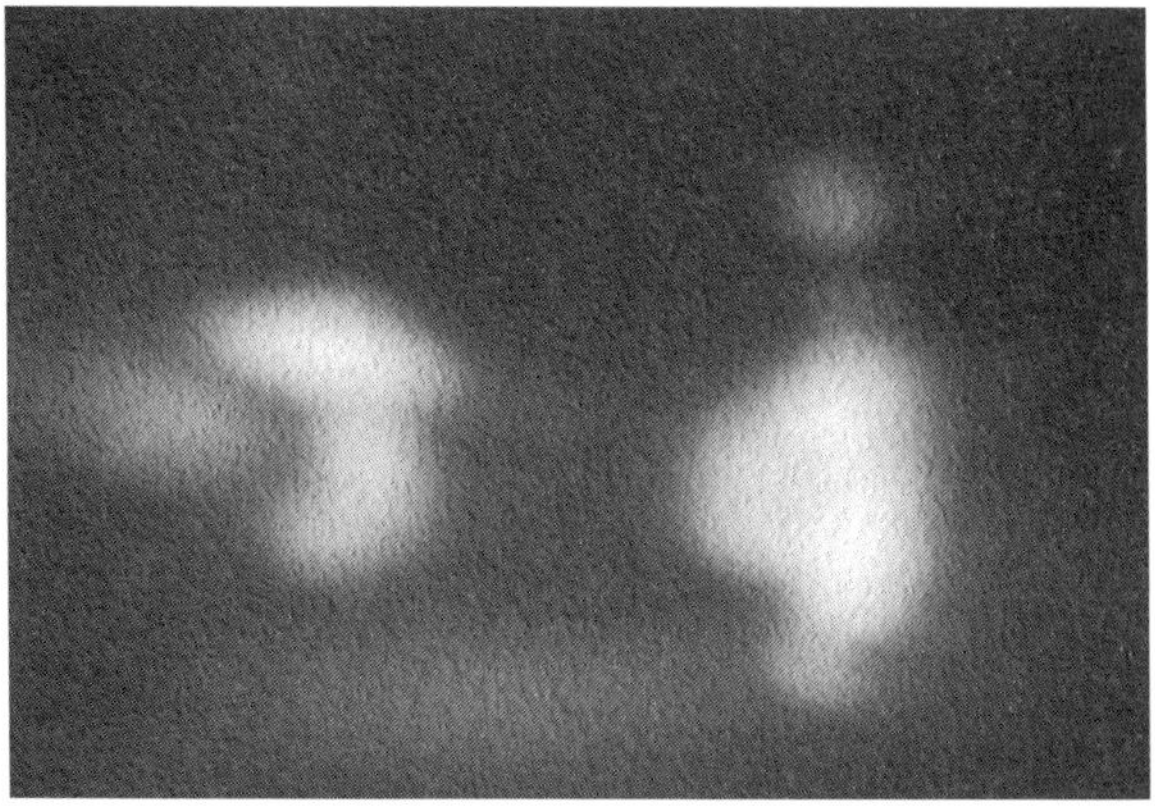

「空白」としての朝

朝が来て、昼が来て、夜が来る。

その中で私たちは、朝と共に目覚め、昼には活動し、夜が来ると眠ります。自然における朝昼晩のサイクルと、私たちの行動サイクルはリンクしているのです。もちろん、昼に寝て、夜に活動している方もいるでしょう。しかしその場合も、自然のサイクルが前提になっていることには変わりありません。どんな時も、自然現象と体とは呼応し、響き合うようにできています。なぜなら、体もまた内に自然を宿しているからです。私たちの内部と外部とは、同じ「自然界」として、ほぼひとつながりのものとして存在しています。

そのような考えのもとで、「朝」の自然界を見てみましょう。そこでは空気が澄み、空は白んでいます。一方、私たちの側では、「眠り」という無意識の状態を通過してリセットされた体や心が、「空白」を獲得しています。

私たちは起きている間、なかなか「空白」を獲得する時間がありません。眠りの時間や、起きた直後のボーっとした時間は、まさにそうした「空白」を獲得している時間です。

「放てば手に満てり」という道元の禅語があります。「執着を捨てて心を空っぽにすれば、そのぶん真理を受け入れるための空白が手に入る」といった意味の言葉です。現代の私たちが、日々座禅を組むのは難しいですが、眠っている最中に執着する人はいません。その意味で、誰でも毎朝、座禅を組むのと同様の「空白」を獲得できます。そうして獲得した「空白」に、何かが一気に入り込んでくるのもまた、朝の時間なのです。

にもかかわらず、せっかく獲得した空白に気付いていない人も多くいます。すると、惰性的に同じものを「空白」に入れ込んでしまうことになります。もしそれが、嫌だったことや悲しかったことといったネガティブな思い出であったなら、とたんに朝は辛い時間となってしまうでしょう。

もちろん、ネガティブな思い出は誰にでも訪れて来るものです。しかし、それらはもう終わったことで、変化しないことです。言い換えると、ドラマや映画の登場人物に起きた出来事のようなものです。そのような視点で自分の過去を俯瞰的にとらえてみると、どうでしょう。必ずしも否定的なものばかりではなく、肯定的な要素も見出すことができないでしょうか。それは、ドラマや映画を見る時、あまり感情に影響されずに出来事を把握できるのに、少し似ています。

さて、朝は「空白」の時間であるだけではありません。色々な生き物の「いのち」の存在を、対等な関係性の中で獲得する時間でもあるのです。今から二千年以上前に活躍した東洋の思想家に、荘子という人がいます。その著作『逍遥遊篇』の中に、こうした話があります。

「朝生えて晩には枯れるきのこは、朝から暮れまでのいのちのため、夜と明け方の存在を知りません」。

「夏ゼミは、夏だけのいのちのため、春と秋の存在を知りません」。

「五百年のいのちや、八千年のいのちを持つ木もありますが、ある仙人はたった八百年を生きただけで長寿として有名でチヤホヤされているんですよ」。

これらのエピソードは「朝菌《ちょうきん》、晦朔《かいさく》を知らず」、「蟪蛄《けいこ》、春秋を知らず」という格言としても知られますが、同時に、様々な自然のサイクルを実感する言葉でもあります。例えば、セミは幼虫として土の中で7年もの時を過ごしますが、地上で羽化してからは、おおよそ7日程度の寿命しかありません。つまり「蟪蛄《けいこ》、春秋を知らず」とは、「7年7日」という特殊ないのちのサイクルを示してもいるのです。

夜を知らないいきのこの生涯、春秋を知らないセミの生涯、数千年におよぶ木の生涯。これらを内部に取り入れ、自分と照らし合わせる中で、この地球を生き抜く私自身がどのように生きるのか。その始まりとして朝をとらえ直すことが、自分の人生を客観的に見る視点を獲得する契機となるのです。朝起きた時の自分を、月の上から優しく見守るような視点を、獲得し続けましょう。そうして朝が、日々が更新されます。やがて月も少しずつ姿を隠し、昼に向けて日常が始まっていきます。神聖なる朝日の到来と共に、朝を新しい概念で受け止め直してみてください。
明日から朝は、新しい自分として生まれ直し、生き直す日の始まりです。

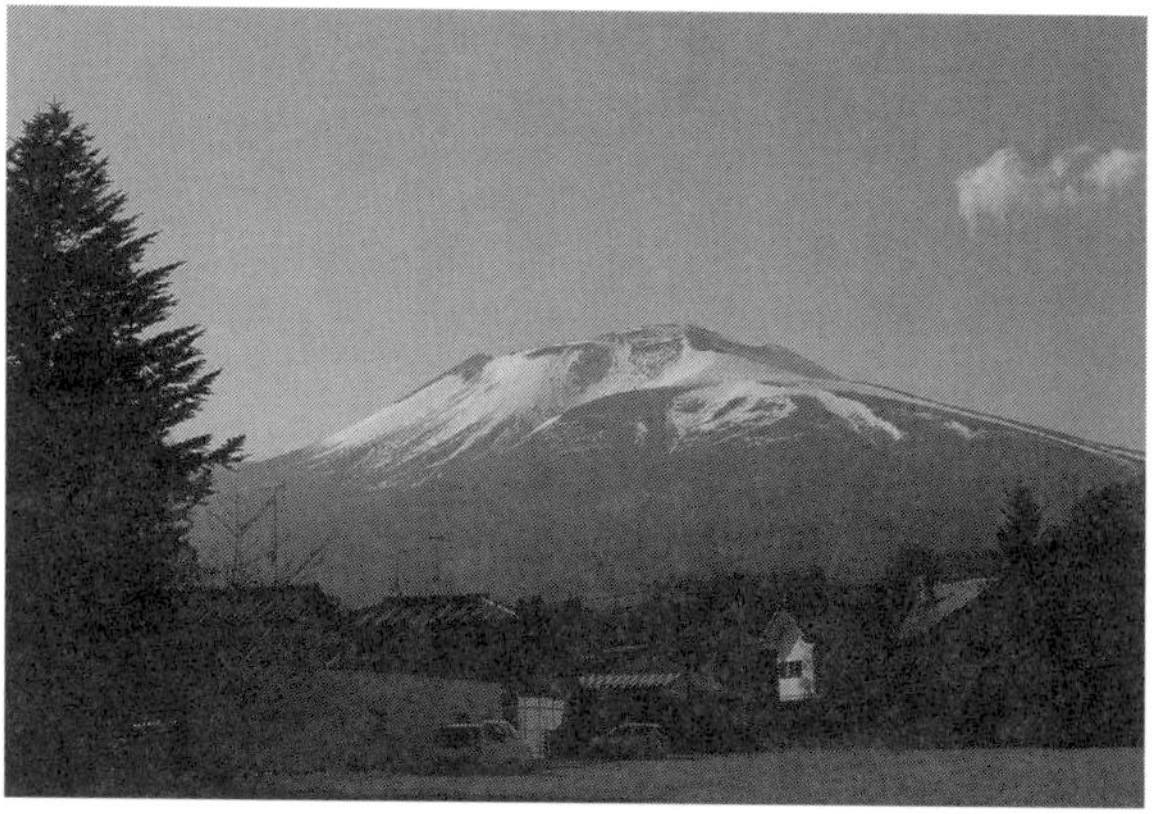

染みる水、貫く光

体が悪かった幼少期の私には、投与される点滴で「いのち」を紡いでいた時期がありました。そこで見つめていたのは、点滴から投与される1粒1粒の水滴です。水滴がぽたぽたと1粒ずつ落ちては、血管を介して体全体を循環していきます。他にすることもなかった当時の私は、1日中、天井のシミと、投与される水滴を観察していました。そして朝、目が覚める時には、眠りによって獲得された「空白」の中に、いわば生命の神秘のようなものを取り入れていたと思います。言い換えるとそれは、小さな水滴と自分の「いのち」とが強い関係性で結ばれている、という事実に対する畏怖や感慨であったかもしれません。

と同時に、目の前に見える水滴と私だけでなく、窓の向こうに見える自然の変化にもまた、「いのち」と強い関係性があるのではないかと感じるようにもなっていました。

外に降る雨、私から出る尿、外に立ち込める霧、私から出る汗、外に見える雲、私から出る唾液や鼻水。こうしたものはひとつながりの循環の中にあり、場所に応じて役割を変えている。時には風景となり、時には私の「いのち」となる、と。

幼少期から時が経ち、大学生になると、私は登山に没頭していきましたが、そのきっかけのひとつも水でした。登山で味わう水は、すべての細胞に「いのち」となって染みわたっていくように感じます。水だけではありません。夕日や朝日の光も、一筋一筋が私の「いのち」を貫くように強烈です。そのような水と光の体験を、繰り返し生き直したくて、私は登山に没頭したのです。

朝が来て、目が覚める。

他のどの日とも異なる、今日という1日が始まる。

目が覚めて、水を飲む。

水は不定形のかたまりのようでありながら、ひとつひとつの、しかし数えることのかなわない水滴から構成されていて、そのすべてが私の「いのち」となる。水を飲むたびに、「いのち」との強い関係性を再体験することができます。あまりに身近で意識することもないかもしれません。しかし私にとっては、水こそが、朝という「空白」の時間に象徴的な存在だと考えています。

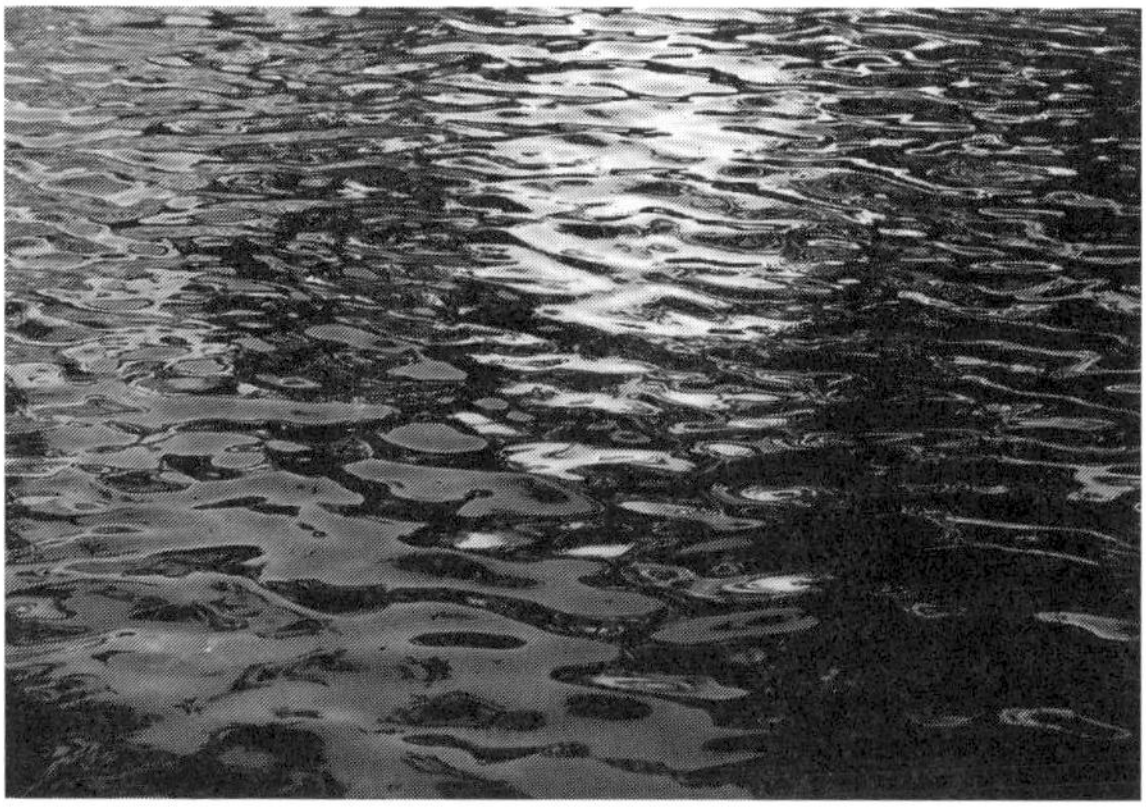

朝食と世界

昨日の自分とサヨナラするようにして朝を迎え、新しく今日という日を生きる。その後押しをしてくれる身体的な儀式が、「食べる」という行為です。

朝の食事をイメージしてみてください。そこから真っ白な感性を呼びさましていくために、想像力を羽ばたかせてみましょう。そもそも、これらの食べ物はどこからやってきたのでしょうか。そこには複雑で長いプロセスがあります。肉にせよ野菜にせよ、食べ物がこの世界に立ち現れてくるためには、土や空気、水や光など、適切な自然環境がまず必要です。その上で、愛情をもって育てる生産者が必要ですし、収穫されたものを生産者から消費者へと届ける人、さらには運ばれたものを受け取る人、お店に並べて売る人も欠かせません。

こうして思いを馳せてみると、食事とは、あなたの口から体内へと入るまでのプロセスだけではないとわかるはずです。それ以前の来歴も含む、すべてがひとつになったものが、「食」として自分の中に取り込まれていくのです。だからこそ、野菜が育った美しい環境を見たり、生産者の笑顔を見たりすると、私たちは安心します。また、運送業者の方が汗をかいて食品の段ボールを搬入している姿、お店のスタッフが笑顔でお皿を運んでいる姿、それらを見るだけでも、気持ちがいいと感じるはずです。「食」にまつわるプロセスのあちこちで、私たちのいのちは熱く共鳴して反応するようになっているのです。

とはいえ「食」をさらに深く考えるには、お米やお茶といった食料一般をイメージするだけでは、実は不十分です。どういうことでしょうか。食べ物だけでなく、体に何かを取り入れる行為全体を「食」と考えてみてほしい、ということです。すると例えば、普段私たちが無意識に行っている「呼吸」も、「気体の食」ととらえることができます。実際、肺呼吸を行う肺という臓器は、元々は胃や腸と言った内臓（はらわた）でした。そこから進化の過程で改良を重ね、特殊な形態としてつくられたものなのです。私たちほ乳類の祖先が海に生きていた数億年前は、固体食と液体食という区分けがありませんでした。大海原を泳ぐことで、海水は口内から内臓を通過します。この際に食も呼吸も同時に行われていたのです。しかし約4億年前、腸管の一部を変化させて肺という臓器が完成すると、両生類が誕生し、食と呼吸も分離していきます。その後、完全に海から離れた生き物は、陸上での乾燥化に耐えるため爬虫類のような固い皮膚構造を持つようになります。一方で、別の一部は柔らかな皮膚を持つほ乳類へと派生していきました。後者の一員が私たちですが、もとを辿ると、「食べること」と「息をすること」は同じことだったのです。

さて、時を現在に戻しましょう。私たちは肺呼吸によって、空気中に存在する酸素を吸い、「いのち」を保っています。これほど豊かに酸素が存在するのは地球上だけです。しかし、呼吸する自己の意識は、地球の外まで も延長できます。空を見上げれば、地球と、自分と、宇宙の果てまでが、境界なくつながっていることさえ意識することができるはずです。朝食がテーブルに運ばれてくるまでの長いプロセスと同じように、実は宇宙の果てまで外界と内界のやり取りはつながっています。つまり呼吸という行為を通して、自然や宇宙のエッセンスをみずからに取り入れることも可能なのです。そうして生きるためのエネルギーを得るためのあらゆる手段を、私は「食」と呼びたいと思います。一人一人が気持ちよく呼吸をしていけるように、まずは自分の周囲だけでも、いのちに満ちた居心地よい空間に整えていくこと。それこそが、食の本質にも、よりよく生きることにも通じるのだと思います。

にもかかわらず、どんなに質のいい「食」を摂取しても健康や幸せを得られないことがあります。それはなぜでしょうか。体だけでなく、心にもエネルギーに相当するものが必要だからです。心のエネルギーが枯渇し不足していると、よい食事とよい呼吸があったとしても不十分と言えます。心のエネルギーとは、芸術や文化などから供給されるものです。体には1日3食の食事が必要なように、心にも1日3食程度の食事が必要なのです。それを怠り続けると、心も栄養失調になることがあります。心は体に比べて見過ごされやすく、それだけに注意が必要です。

固体や液体だけではなく、気体の食事もあるということ。そして、物質的な食事だけではなく、感じることしかできない心の食事もあるということ。そういった多様な食のありかたを日々感じながら生きていけば、私たちはあらゆるものを滋養として「生かされている」ということが、腑に落ちると思います。

食べることは、生きることです。朝の食事は、その第一歩です。

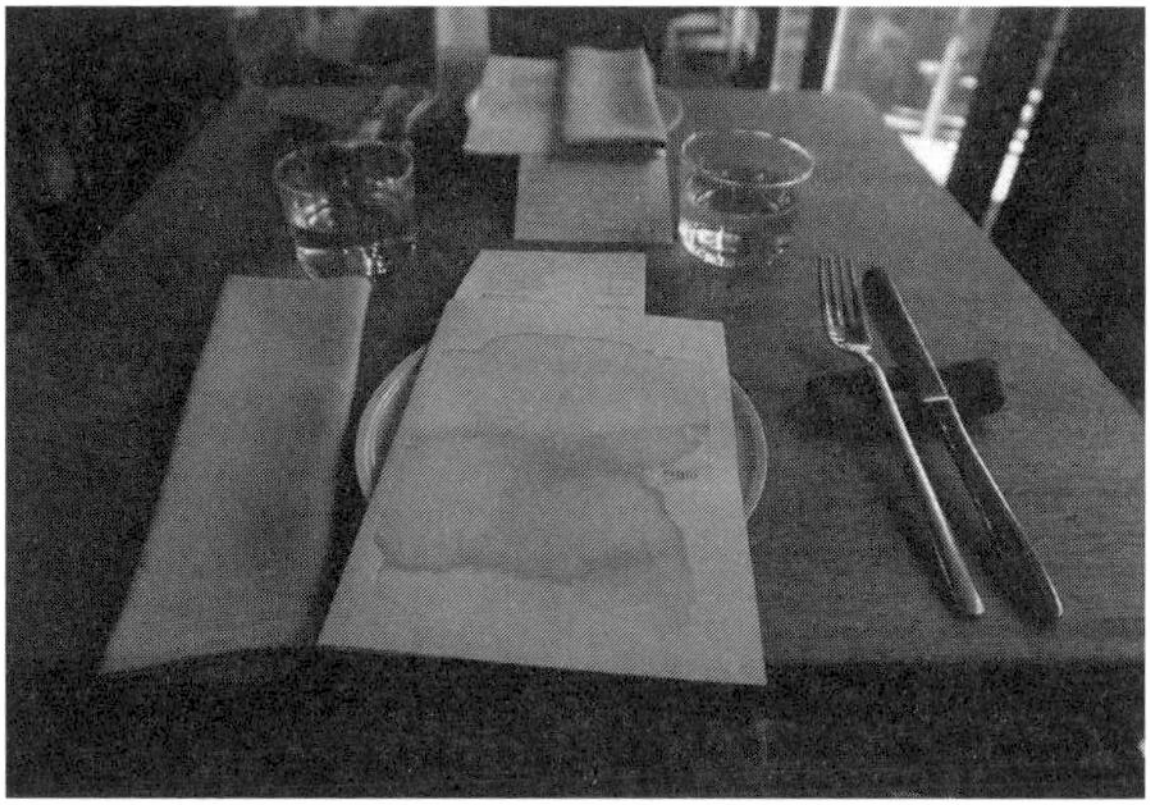

歩くこと

朝の支度を終えると、多くの学生や社会人が駅やバス停へと歩きます。歩くことは、ごく日常的な行為です。強く意識することは普段ありません。その実、私たちの体は、部分と部分が巧妙に連携しながら、全体として動いています。その基本動作には、寝る、起きる、座る、立つ、歩くというものがありますが、共通しているのは、多くが二足直立で行われるということです。

二足直立による動作など、ごく当たり前のように思えるかもしれません。しかし、日常的にこの動作をし続けている生き物は人間くらいです。人間の「立つ」行為は、重い頭蓋骨（骨だけで2kg相当）を背骨の上にバランスよく載せる行為であり、「歩く」はそうした「立つ」姿勢の重心をリズミカルに動かす行為だからです。それ自体、とても他の動物にはまねできない、高度な動作なのです。

そんな「歩く」動作を、より意識的に考えてみましょう。その方法のひとつが、能楽などの伝統芸能です。伝統芸能においては、体の動きの美しさと無駄のなさ、この両方を追求します。具体的には、筋肉だけで動くのではなく、重心を移動させていくことが「歩く」ことであると指導を受けるのです。上半身と下半身は骨盤（特に仙骨）で接続されていますが、この仙骨に意識を向けながら、仙骨を前に前にスライドさせるような心持ちで歩きます。室内など地面が安定している場所では、すり足のようなフォームで重心移動していくことになります。

伝統芸能だけでなく、山道のような地面が不安定な場所においても、私たちは歩く行為に対して意識的になります。右足を前へ動かすと重心が前へずれるので、左足を前に出して体を支える。そうすると、また体の重心が前へずれるので、右足を出して体を支える……というように、体の重みによって前傾していく力を意識的に利用して、前へ前へと歩いていきます。このように「歩くこと」を意識してみると、それ自体がとても高度な動きであることが実感できるはずです。

もちろん、歩くことは普段、ほぼ無意識に行われています。そのため動きながらも頭は休養することができ、それでいながら頭＝目から見える風景は変化していくことになります。つまり朝、通勤や通学で歩くことは、頭の中で空白やスペースが生まれる貴重な時間でもあるのです。まさにそのような時間があってこそ、ふいに生まれた空白に、私たちの深い無意識がリンクしていきます。そこから時には暗号のように、普段は意識してこなかった言葉が浮かび上がって来ることとさえあるでしょう。それもまた、心の全体性を保とうとするバランスのひとつです。言い換えれば、自分の死角に光が当たっているということでもあり、見るべきものを見る機会でもあります。目をそらすか、向き合うか。歩いている時に湧いたインスピレーションが、社会に大きなインパクトを与えた発見につながるようなことがしばしばあります。これは、見るべきものから目をそらさずにしっかりと見る姿勢から生まれたものと言えるでしょう。

このように「歩く」行為を意識的にとらえ直すことで、改めて空白、つまり無心になる機会の大切さが実感できます。私たち人類の祖先は、地球上を「歩く」ことで、数百万年という時を超えて生存してきた種です。そこには食料への切実な思いだけでなく、好奇心や冒険心もあったでしょう。幸い現代に生きる私たちは、食料の心配をそれほどせずに済みます。であればこそ、歩きながら生まれる空白を大切にしたいものです。時空を超えた人類の祈りに思いを馳せつつ、家のドアを開け、歩いていきましょう。

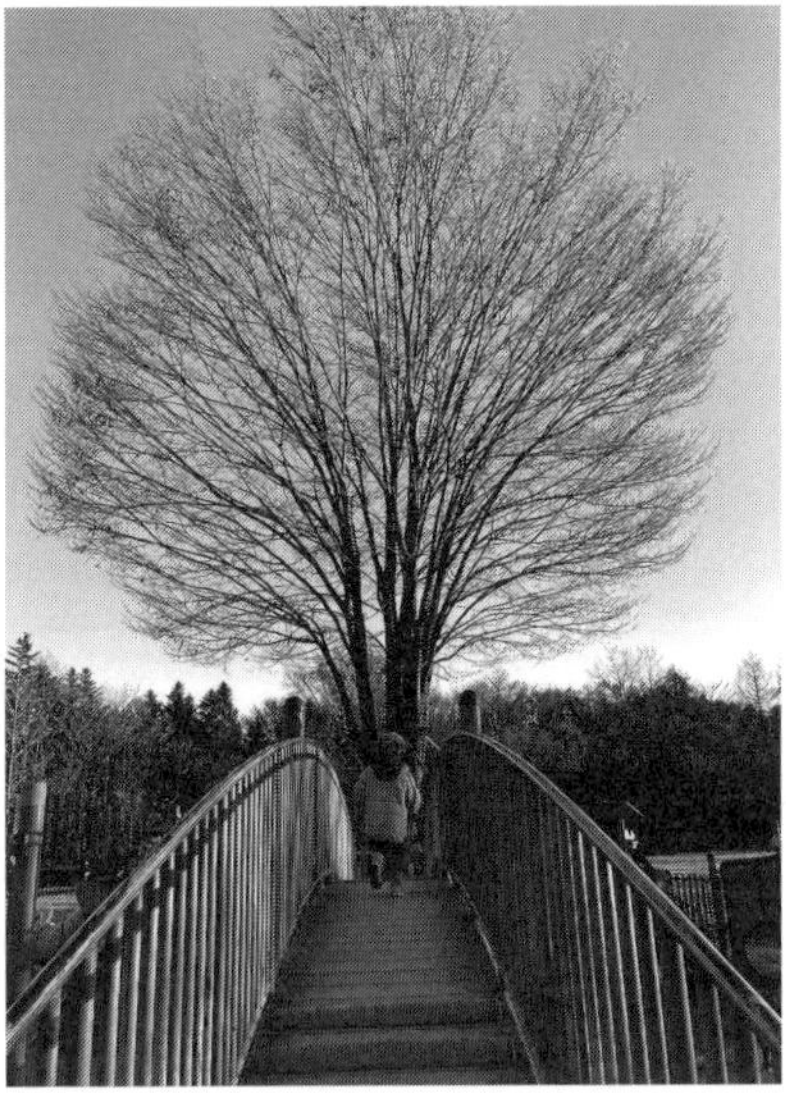

昼のことば

◎

仕事の始まりと「門」

ここからは「仕事」という、ある種の非日常へと入っていきましょう。仕事の始まりを意識するにあたって、「門をくぐる」イメージを思い浮かべてみてください。そして、門をくぐった瞬間から、「家の中とは違う世界が待ち受けている」と考えることが大事です。家の中とは違い、職場や仕事の世界では常に「枠組み」があります。例えば定時に行われる朝礼や集合の点呼、「お疲れ様です」から始まる社内メール、打ち合わせ資料のフォーマット、何も結論が出ない会議……あらゆる場に空気のように存在している枠組みを意識することで、自分という存在を客観視する視点が生まれるのです。

しかしなぜ、客観視の視点が必要なのでしょう。それは、仕事があなたの生活や人生のすべてと勘違いしないためです。仕事はあくまで、限定的な場の枠組みに過ぎないと理解すること。そこで初めて、仕事に集中しながらも、日常と同一視しない、適切な距離をとることができます。そのことを忘れてしまったら、何が起きるでしょうか。

例えば、スポーツにはルール＝枠組みがあります。スポーツを想像してみてください。スポーツにはルール＝枠組みがあります。サッカーで手を使うと反則になりますが、これは、ゲームを円滑に進めていくための決まりごとに過ぎません。それに、ルールが有効なのは試合中だけです。もし、試合が終わっても手を使わず、足だけでボールを片付けている選手がいたら、奇妙な感じがしないでしょうか。

仕事も同じようなものです。枠組みやルールの内側で行われているだけの、非日常の世界なのです。「今から人工的なルールを持った世界へと入っていく。いずれその世界から出て日常の生活へ戻る」とイメージするのが大事なのは、そのことを忘れないためです。場の内側と外側の違いや変化を意識できれば、スポーツやゲームのように仕事を楽しむことができるでしょう。それは、遊びとして手を抜くという意味ではありません。むしろ仕事というゲームにおいて、どういう役割のプレイヤーがいるのか、自分自身はどういう役割を求められているのか、認識することにつながります。するとある時点で、仕事の中にある秘められたルールが見えてくるでしょう。それは明文化されていないため、気付かないまま働いている人も多くいます。例えば、次のようなものです。建設的な意見を言っても採用されず、一部の管理者の判断だけが優先される、経験の少ないものは会議ではあまり自由に発言してはいけない、休みを取ると仕事に不熱心な人間だと思われるため既定の休みも取れない……など。こうしたことが明文化されていては問題かもしれませんが、明文化されていなくても、暗黙のルールが場を支配している職場はよく見かけます。

明文化されているかどうかにかかわらずルールを認識すること、日常と非日常の境界線を確認すること。その重要性は、単に観念上の話であったり、大人の世界の話であったりするだけではありません。

それを実感したのが、病院の診察室でした。発達障害とされるお子さんがおり、その子は診察室内の周囲の壁をタッチしてからでないと椅子に座らないのです。なぜなのだろうと、その意味を考えていました。ある時に、それは自分のセーフティーゾーンをつくるための、儀式的な意味を持つ行為ではないかと感じたのです。子どもならではの行為ではありますが、大人とて、自分自身が安全でいられる場所、日常を感じられる場所を常に必要としています。言い換えれば、非日常と日常との境界線を必要としているのです。例えば道場では、場に対して最初と最後に礼をします。そうしたことも、場に対して境界線を張りながら、同時に場への礼節を示すための、先人たちによる大切な知恵だったただろうと思います。

このように、日常と非日常をしっかり区別することが、私たちの営みには欠かせません。内的な生命の世界と仕事の世界とは異なる、と理解しながら取り組む必要があります。

ところで、ゲームやスマートフォンに夢中になっている子どもを、大人がいさめることがあります。早く電源を切りなさい、いつまでも画面を見ていると現実に悪影響を及ぼすから、と。しかしながら、このような混同は、大人の側も陥っていることが多いと私は思います。なぜなら、仕事の世界にもゲームの世界と似た面があるからです。「あるルールのもとで、他者より多くポイントを稼ぎ、地位の向上を目指す」と書けば、ゲームと仕事の見分けはもはやつきません。ある種の中毒性や催眠性は、どの世界にもあるのです。仕事はとても優秀だけれど人望がない、という人が職場を問わずしばしば見られますが、そのような人は、仕事という枠内が世界のすべてだと勘違いしているだけかもしれません。しかし何度も繰り返しているように、仕事の枠の外には、日常や人生の枠が存在します。会社の社長であろうとも病院長であろうとも、枠の外側から見れば関係なく、一人一人が対等です。

そう考えると、仕事とはそれほど大げさなものではないと思えてこないでしょうか。程よい距離感と客観的な立ち位置を保つ心構えさえあれば、たいてい乗り越えていける程度のものです。仕事と自分とを完全に同一視する必要はありませんし、感情と自分とを完全に同一視する必要もありません。最初に「門」の話をしたことを思い出してください。家から玄関をくぐって外に出て、門をくぐってまた中に入ります。時間が経つと、その門をくぐって外に出て、玄関をくぐって家の中に戻っています。自分のいる場所は、門の内側なのか外側なのか、しっかり認識してほしいと思います。それが明確でないと、ルールに塗り潰されてしまい、あなたがあなた自身でなくなってしまうのですから。

◎ 表現の泉

私にとって、こうして文章を書くことも仕事のひとつです。よく「好きなことを仕事にするべきか否か」といった話題を耳にすることがありますが、好きなことが仕事にならなくても、好きなことを見付けて追求し続けることは大切です。少なくとも私にとって、書くことは好きです。そして、好きなことに理由はありません。ただ好きである、そのことこそが尊いと思います。ただ、このような原稿の仕事となると、好き嫌いと関係なく、何を書けばいいのかよくわからなくなる事態も時にあります。そういった危機をできるだけ回避するために、自分の中に「表現の泉」として訪れる場所を常に設けています。例えば絵を見たり、芝居を見たり、音楽のライブを聞いたりするたび、それらの体験で感じたあらゆる情動や心の動きを「表現の泉」と決めて、心の地図に位置付けているのです。

優れた表現者の作品を見ると、必ず自分の心のどこかが動きます。よいか悪いか、心地よいか心地悪いか、そうした単純な価値判断だけとは限りません。もっと細かなものから大きなものまで、浅い感情から名前も付けられない深い感情まで、色々な感情が水か風のようにうごめいているのを感じます。そうした大小様々な自分の感情の動きを丁寧に観察して味わっていると、芸術の体験が心の中に刻み込まれ、「表現の泉」ができあがります。もし書くことを仕事にしたいと考えている方がいるとしたら、心揺さぶる体験をすべきです。そしてその後に高まった感情が消えてなくなる前に、メモ書きでも殴り書きでもいいので、言葉に変換して書き記してみてください。紙とペンがなければ、SNSに書けばいいのです。体験を書き残すことで、心動かされた時に生まれては消えゆく泡のような不定形な感情が仮にでも保存されます。それをあとから読み直すことで、その小さな手掛かりを入口にして当時の感情を追体験できます。書き記す行為を、一種のタイムカプセルだと考えてほしいのです。

創作意欲が湧かない時、このタイムカプセルが役に立ちます。メモ書きを読んでみるだけで、タイムカプセルは解凍されます。すると当時の場を追体験でき、再び創作意欲が刺激されます。事実、私が多忙な医療現場で働きながらも文章を書き続けられるのは、しばしば過去のメモ書きが助けてくれるからです。例えば、東京都美術館での「展覧会 岡本太郎」に行った時のことですが、そこで感じたことをメモのようにブログに書きました。後日それを読み返すと、展示直後にはうまく言語化できなかった衝撃を、自分の中に再度通過させることができたのです。すると心の未知の場所が再沸騰し、言葉を紡いでいくことが容易になりました。

なぜ、このようなことが可能だったのでしょうか。おそらく、鑑賞当時から一定以上の時間が経過したことが原因だと思います。沸き立つような感情は、すぐには正確に言語化できないものです。しかし時間が経つと、体験との時間的な距離ができることで客観視され、適切な言葉で当てはめる作業に没頭できます。体験が言葉へと変換されるためには、発酵に似たプロセスが必要となるのです。

冒頭で仕事の好き嫌いについて少し触れましたが、私がもし、書くことをただただ負担であると感じるような人間であったなら、原稿は書けなかったかもしれません。おまけにこの時は、目が回るほど医療現場が忙しかったので気持ちの余裕もありませんでした。そういう状況でなぜ原稿を書けたのかと考えてみると、むしろ医療現場から気持ちを切り替えるために、全く異なる心の層を動かす必要があり、書く行為がその役割を担ったのだろうと思います。

繰り返しになりますが、うまい文章でメモをとる必要は全くありません。作品展示、音楽ライブ、演劇やダンスなど、その時に受けた衝撃や違和感が未来の自分に伝わることが肝心なのです。あわわ、げげげ、ぎょぎょぎょ、などのオノマトペであってもいいのです。それが身体感覚に忠実な表現であれば、読み返した時に記憶を呼び覚ましてくれるでしょう。体験を新鮮なまま保つための冷凍保存のようなものだと割り切って、メモを書いてください。もう少し上手にメモを取りたい場合は、個人用のメモではなく、SNSなどを利用して、他者に向けて書くのがいいと思います。その際は特定の親しい友人をイメージし、その人に手紙を書くようにして文字をあてていけば、到達したい言葉により近づけます。あるいは、信頼できる友人に感想をメールで送ってみてもいいでしょう。

特定の他者をイメージして書くと、テキストの質が高まります。伝えたい、そして喜んでもらいたい、という肯定的な思いが入り混じるからです。実際には絵を見ていない、あるいは音楽を聞いていない人に、そのエッセンスをどう伝えるか工夫すること自体が、あなたの創造性を引き上げてくれます。このことは、視覚障碍者の方と対話型美術鑑賞をした時にも感じたことです（詳しくは、「山形ビエンナーレ」という芸術祭のお話〔192ページ〕で後述します）。伝えたい、わかり合いたい、という強い思いは、愛や優しさが言葉の中に入り混じるため、言葉の質を底上げしてくれます。ただ、相手からの返事は求めないでください。あくまでも文章を受け取ることが相手の役割であり、それ以上のものを期待してはいけません。文章を受け取ってくれるだけでも、相応の心の仕事をしているので、感謝すべきです。中には、さらにインスピレーションを喚起する返事をくれる友人もいるかもしれませんが、それはごく一部の幸運なケースだと思います。そうした友人は生涯かけて大切にしてください。

いずれにせよ、体験の衝撃や違和感を、言語化しないまま放っておくのはもったいないと思います。それは貴重な財産です。言語化しないまま、受けた衝撃や違和感がひとたび消え去ってしまうと、もう一度感じることは困難です。文章として外部化してみることで、自分が何を感じていたかもわかり、自分を知ることもできます。それは、自分自身の心と距離をとるための、ひとつの知恵でもあるのです。文字や言語だけではありません。絵や音楽など、体験を変換するためのプラットフォームはたくさんあります。自分なりの方法で体験を外部化し、表現の泉を深めていった先に、あなたの天職が見つかるかもしれません。

◎

1秒を10分割する集中力

軽井沢病院長の拝命以前、私は長く東大病院に勤務し、心臓のカテーテル治療（心臓の血管の治療）に従事していました。心臓の血管は直径3㎜くらいなので、その治療に使う道具のワイヤーとなると、直径わずか0・3㎜ほどです。普段意識することのない、ミクロで精密な生命の働きに畏怖の念が湧きます。また当然のことながら、高度な集中力を必要とする作業でもありました。

心臓は生まれてから死ぬまで、起きている時も寝ている時も拍動して動き続けることで、脳に血流を送り続けています。そんな心臓がもし、停止してしまうとどうなるでしょうか。心停止から1分以内に救命処置が行われれば95%が救命されますが、3分以内だと救命率は75%となり、5分経過すると救命率は25%まで落ちます。8分経過してしまうと、救命の可能性は極めて低くなるとも言われています。つまり、心臓に緊急で起きた異変に対応するためには、とにかく迅速さが命綱なのです。それだけに心停止の緊急事態では、分間隔ではなく秒間隔で対応を迫られます。

心臓が動かないと人間の生命は維持できません。と同時に、いつどのような理由で心臓に危機が訪れるか、誰にもわかりません。その意味で私たちは、常にある種の綱渡りの中で生きていることに畏怖を感じる必要があると思います。大袈裟に感じる方もいるかもしれません。しかしこのことは、心臓の治療をしている中で、私自身が身に染みて感じるようになったことなのです。心臓が停止した場合、心臓マッサージをすることで脳に仮の血流を送りながら、同時に心臓が動き出すようあらゆる措置を講じます。そのためには、1秒をさらに細かく割って行動するような、シビアな時間感覚が必要です。1秒を10分割するようなイメージで自分の動作を細分化していくと、たとえ1秒と言えど、10秒くらいの密度で感じられるようになります。高度の集中力はそのようにして、時間感覚を変えてくれるのです。さらに集中していくと、1秒という長さが10倍ではなく、100倍に感じるほどの時間感覚になることもあります。よく交通事故にあった人が、景色がスローモーションのように感じられた、と話すことがありますが、それと似ているかもしれません。どちらも、普段使われずに秘められている人間の力が発揮された例なのでしょう。緊急の処置を必要とされるプロの医療者は、「いのち」の危機に瀕した場面に遭遇した時、こうした未知の力を呼び覚ます必要があるのです。道具の扱いも体の動きも、とにかく必要最小限である必要があります。1秒を貴重な時間として、あらゆる行為を最適化させながら、最短の時間で最大限の効果を生み出す創意工夫を迫られるのです。

とはいえ、私1人の力には限界があります。だからこそ、その場でのチームの連携も非常に大事です。その際、チームの一員が適切に動けていないからといって、不用意に叱ったりすると、チーム全体のパフォーマンスが落ちてしまいます。理想的ではない状況下でも、いまいるチーム全体で最高のパフォーマンスを上げるためにどう振る舞うのが適切か、と考えを切り替える必要があります。そうした意味では、言葉の選択や感情の使い方にも修練が求められると言えます。

そのために必要なのは、目の前の局所に埋没していく力だけではありません。全体を観察する視点も同時に重要なのです。天井に定点カメラがあるとイメージすると、わかりやすいかもしれません。そのカメラは、場にいる一人一人を俯瞰するように記録しています。目に見える体の動きだけではなく、目に見えない心の動きも観察しています。助手の動き、看護師やスタッフの動き、患者さんの「いのち」の動き。私はそうした動きをモニター画面で同時に見ながら、1秒という貴重な時間をさらに細分化させ、自分自身の心も「いのち」の世界へと溶け込ませていくのです。

その際にイメージされるモニター画面はひとつではありません。家電量販店に行くと、多くのテレビモニターが並んでいる光景を目にすると思いますが、心臓の治療における俯瞰の感覚は、あの光景に近いのです。あらゆる場面を、同時に観察し続けること。集中力が高まることで、そうした複数の視点が共存することが可能になります。ある意味で、スポーツとも共通しているかもしれません。例えばサッカーでも、自分だけではなく、味方と相手をあわせた動きを俯瞰する視点を持てるかどうかで、プレイの質が決まってきます。

こうした集中がなぜ可能になるのかと言うと、医療現場では1秒の無駄も許されないケースが多いからでしょう。別の言い方をすれば、そう簡単には発揮できない集中力です。かけがえのない、この「いのち」を助ける、そうした純粋で透明な意識のもとで初めて生まれ出てくる力だろうと思います。

とはいえ、これは医療現場における特殊能力というわけではありません。誰にでも引き出せる力だとも思います。そのためには「無心」と言われる純粋な意識が引き出されるような状況に身を置く必要があると思います。私の場合、医療行為以外で言うと、登山で難しい局面を迎えた時に無心の状態になることがありました。

昔の人は、そうした未知の力を引き出す鍛錬を修行と呼んでいたのだと思います。こうした修業は、「みずから」行うものもあれば、「おのずから」やってくるものもあります。私たちが生きていると、自分の「いのち」にかかわるY字路があらゆる場面で出てきます。そうした時に、秘《かく》された力を引き出せるかどうかも、あなた次第だと言えるかもしれません。

◎ 行きたくない「場」について

うまく学校に通えなかった、あるいは今も学校に通いたくない、という人は多くいると思います。そのような人たちに対し、学校の必要性を偉そうに書く資格はありません。私自身も、あまり真面目に学校へ通ってはいなかったからです。それでも頑張って、朝だけ出席してみることはありました。しかし、たいていは原因不明の腹痛が訪れ、けっきょくは早退してしまうのでした。早退すると、まっすぐ家には帰らず、レコード屋や古本屋に行ったり、予備校の自習室で興味の赴くままに本を読んだりして時間を過ごしたものです。当時、そのような体の拒否反応は謎としか思えないものでしたが、今考えてみると、学校という「場」自体に原因があったのだとわかります。

例えば小学生の時に、なぜか半ズボンを強制されました。私は、これがとにかく嫌でした。学校の先生は長ズボンを穿《は》いているのに、なぜ自分を含めた子どもだけが半ズボンを穿かなければならないのだろう、と。もし、「場」が自分の家であれば、長ズボンであれ半ズボンであれ、何を穿いても否定されません。しかし、場が学校に変化することで、その服装が「場違い」になる。納得できないので、「なぜ長ズボンを穿いてはダメなんですか」と何度も聞くわけです。しかし、返ってくる返事はいつも同じでした。「そう決まっているからだ」。

もちろん、「そう決まっているからだ」では返事になっていません。しかし反対の見方をすれば、こんな言葉で相手を諦めさせられるほど（少なくともその教師がそう信じている程度に）、場の力は自明で強い、ということです。思えば、このような場の力に対する感覚が、当時から「場違い」として私の体をとらえていたのでした。

学校から遠く離れた今でも、その点は同じです。様々な場面で、場違いの感覚に襲われることが多くあります。例えば自分の服装が原因で、「場違いだ」と感じることがあるのです。今ではそれが事前に予想できるので、人前に出る場合など、何パターンか洋服を持ち込むこともあります（着替えても、場違いの感覚が消えないこともあるのですが)。

なぜこれほどまで、子どものころから一貫して「場の力」に敏感なのか。それは、2つの理由があります。ひとつは、自分の違和感を見過ごすことなく、それがどこからやってくるのかを知りたかったから。もうひとつは、「いのちの力」が最大限に発揮できる場に関心があったからだと思います。

2つの理由のうち、後者はもう少し説明が必要でしょう。「場」によって「いのちの力」が制限され阻害されることに、私は強い違和感や嫌悪感を持っています。しかし、このことを逆に考えれば、どうでしょうか。「いのちの力」が引き出され高まる「場」もあるのではないか、否定的な場の力だけに着目せず、肯定的な場の力を利用すればいいのではないだろうか、と思ったのです。あるいは両者が統合され、場によってしか引き出されない「いのちの力」が現れる瞬間があるのではないか、と気付いたのです。それが果たして具体的にどのようなものなのかは、今でも考え続けていますが、学校もそういった可能性を秘めていると思います。

もし、私と同じように学校に違和感をおぼえている方がいたら、こう考えてみてほしいのです。自分が嫌いだったのは「学校」そのものではなく、「学校という場が持つ力」に対する嫌悪感なのではないか、と。つまり、「学校」を嫌いになるのではなく、そこで生まれている「学校という場が持つ力」の正体をつかむ必要があるのです。なぜなら、私たちは生きている限り色々な場の中に取り込まれて生きていかざるをえないのですから。

そのように考えられるようになったのは、大学に進学してからです。とはいえ、大学という場が持つ独特の力に馴染めるようになった、というわけでは決してありません。そもそも、授業を行う教室の構造自体に違和感がありました。先生1人が黒板の前に立ち、生徒はひとかたまりになって同じ方向を向いて座っているあの形そのものが、場の力を大きく規定しているように思えて仕方なかったのです。大学生の私は、そんな違和感から脱出するために対策を考え始めました。結論から言えば、学びの場を自分で創造することにしたのです。

学びが促進すること、心から共鳴できる友達をつくること、この2点が学校という場の本質だと考えていた私は、そうしたことが実現できる学びの場をつくりました。名前は、「utif（ユティフ）」。University Tokyo Interfacultyの略です。縦割りの学部で集うのではなく、学部と学部の間で横のつながりを作り、それぞれ自分が学びたいことを学ぼうという思いから付けた名前です。もちろん、長ズボンも半ズボンも強制されることはありません。

utifでは様々なことを学びに行きました。例えば中国という国のことです。当時、中国がどういう原理原則で動いているのかがよくわからず、中国の歴史の研究者の先生を友人たちと探し、直接研究室を訪ねて対話を重ねました。大教室で行われるような一方的なものではなく、対等に意見を交わし合えるような場の設定を考えてのことです。先生は迷惑がるどころか、私たちの学びたいという意欲を何倍にも返すようにして快く対応してくれました。中国にかかわるすべてを情熱的に語る先生の瞳が、まるで子どものように純粋に見えたことを、今でも覚えています。

意外だったのは、そのような好意的な反応を示してくれる先生がその人だけではなかったことです。当時は不思議でしたが、後に私自身が東京大学の教員となった時、やっと腑に落ちました。それは、学ぶ意欲のない生徒相手に行う授業は、こちら側もまったく面白くないということです。医学部の学生が、時間を潰すように携帯端末の画面を見ている中で授業をしたりすると、つくづくそう思います。そうした傾向は、教室が大きくなり、学生の数が増えれば増えるほど顕著になります。ただ、こうしたことは学生にばかり問題があるとは思いません。むしろ、講義をしたい人と講義を聞きたい人のマッチングがうまくいっていないことが原因なのではないかと思いました。

私が学生時代、あらゆる疑問を事前に調べて先生たちに持ち込むと、その100倍くらいの情報量の答えが情熱的に返ってきたものです。どの先生も、問いを深めていくにつれ、まるで水を得た魚のように目を輝かせて話してくれたのでした。研究室の中で聞いていても話は尽きず、そのまま居酒屋に行って話を続け、二次会、三次会にわたって延々と対話を続けて、朝5時の始発で帰ることもよくありました。今思えば、あそこまで付き合ってくれた先生には感謝しかありません。もっとも、私が教える立場になった今でも、似たようなことはあります。私の著作を熟読し、たくさん付箋を貼った学生が訪れて来ることが何度もありました。そうした学生とは何時間でも何日でも語り合い、今でも交流は続いています。

あることに対して深く学びたいと思う人がいる。過去に同じことに興味を持ち、学問として深めていった先人がいる。そうした人たちが出会うことで学問はさらに深まっていく。こうした出会いの場こそが学校の役割ではないかと思います。言い換えると、本来出会うべき学生と教員がすれ違っていることが、学校という場の問題なのかもしれません。そうした意味では、インターネットやYouTubeは、そうした学びの場をマッチングさせる場として、必然的に求められたものなのかもしれないとも思っています。しかし、相互的なコミュニケーションを考えると、リアルの「場」に勝るものはありません。

私は絵に描いたような青春を謳歌した人間ではありません。しかし今では、結果として学問や学びの本質を自分自身で発見するように仕向けられた学校に対し、感謝の思いの方が勝っています。相互的に学び合い、共感できる友達と1人でも多く出会えるような場が増えることを、心から願っています。

◎ 生産性にひそむ罠

主に昼の時間、私たちは仕事をしています。仕事には生産性が求められます。より多く働いて、より多くの成果物を生み出す行為は「生産性が高い」と言われ、賞賛されます。そして一般的に、生産性の高い人は優れているとされます。だから多くの人が高い生産性を目指して頑張るわけですが、肝心の「生産性」とは何なのでしょうか。その言葉をしっかり掴まないと、振り回されてしまうのではないかと危惧《きぐ》します。

生産性には2種類あると思います。外的世界の生産性と、内的世界の生産性です。この2つは表裏一体の関係性にあります。つまり、内的世界での生産性が高まることで、外的世界の生産性につながるのが自然な流れなのではないでしょうか。大切なのは、あくまでも出発点は内的世界にこそあるということです。「生産性」という自明のような言葉をここで取り上げてみたのは、そうした内的世界を無視して、目に見える生産性だけに注目しても虚しいのではないかと思うからです。

そのためにも、内的世界の生産性についてもう少し掘り下げてみましょう。どこか、地下深い場所を想像してみてください。コンクリートを剥がしてみると、大量の土があります。土の中では、膨大な虫や菌が生きて、絶えず有機物を分解し、栄養源を供給しています。これが、内的な生産性です。しかし私たちは、土の中を見るミクロな目を持ちませんから、その豊かさがすぐにはわかりません。

その上で、外的世界の生産性を考えてみましょう。例えば鳥が種子を運ぶことで、種は土へと定着します。さらに、水や光などの条件が揃えば発芽し、時には甘い果実が実ります。先ほどの土の中と違い、果実は私たちの目で見ることができます。

目で見える生産性と、目で見えない生産性。このように区分すると、冒頭で述べた生産性という言葉がどちらを指すのか、すぐにわかるのではないでしょうか。私たちは、目に見える形として地上に実った果実だけを重視する傾向にあります。しかし、そのためには豊かな土壌が必要なのです。

言い換えれば、多くの必然と偶然のプロセスの関わり合いが、生産性の前提になっているということです。そのことを軽視してしまうと、見せかけだけのまがい物や、フェイク品に惑わされてしまうでしょう。

外的な生産性の出発点である内的世界を重視することは、さらにその前提として「いのちの力」がある、という認識につながっていきます。私は、それらを「いのちを呼びさます」という言葉で表現し、最初の著作のタイトルにしました。動いていない「いのちの力」を呼びさますことで、生きる力が高まります。と同時に、内的世界の生産性が湧き起こってきます。

この順序は、組織やチームにおいても同じことです。例えば病院長である私としては、スタッフに対し、外的な生産性を上げてほしいと思うのは当然のことです。しかし、個人個人の内的世界で土壌が枯れている場合には、何よりもまず、土を肥沃にすることが優先されるべきです。土を耕し、種を植える動機を高めていかないと、果実は決して実らないのです。雇用した後にただ「頑張ってください」と言うだけでは、土に水や光を与えていない状態になってしまいます。すると内的な生産性が高まらないまま、外的な生産性を見せかけでごまかしてしまう危険性があります。単なる飴と鞭だけでは持続しないのです。

たしかに、内的生産性はわかりにくく評価しづらいものです。ただ、瞳のきらめきや、声のトーンや全身の仕草など、身体レベルで感じられるものは多くあります。私は、目に光が宿っていることが、内的な生産性や創造性が高まっているひとつのサインだと思い、相手の「目力」を見るようにしています。視神経は脳とそのままつながっているからです。脳こそ、内的世界を司る器官です。目は口ほどにものを言う、というのは、無根拠なことわざなどではないのです。

目に力がないように見えても外的生産性が高い人もいます。ただ、奥に光る目力を見逃してはいけません。目が死んでいるように感じられる人は、内的生産性に基づかず外的生産性だけをうまく見せかけ、社会への適応が非常に長けているだけの場合もありえます。

しかしなぜ、そのような見せかけの生産性に問題があるのでしょうか。それは、私たち自身の、ある種の偏りに理由があります。自然界に存在するものを人間が利用できるようにすることが一次情報です。一次情報は貴重なものですが、社会の中で脚光を浴びるのはしばしば、一次情報を巧みに流通させる仕事です。しかしそれは、二次情報としての仕事に過ぎないのです。音楽を例に取るとわかりやすいかもしれません。無から音楽を生み出すアーティストは一次情報を生み出している存在です。現代社会は、そうした一次情報を生み出す人よりも、データ化された音源を売買する二次情報に従事する人たちに莫大な利益が与えられるような仕組みが完成しつつありますが、これでは本末転倒ではないかと思います。

その意味で内的世界の生産性に目を向けることは、一次情報を生み出してきた先人に敬意を持つことにもつながります。それは歴史に敬意を持つということでもあります。そして内的世界の生産性を高めるためには、様々な方法で「いのちを呼びさます」ことが必要です。それが外的生産性につながるかどうかは結果論に過ぎません。最終的なアウトプットの量だけを気にしてしまえば、質に対しての目が疎かになり、フェイクの罠にはまってしまうことはすでに述べました。

生産性を考えるうえで本当に大事なことは、自分の内奥に目を向けることです。内的な自然の豊穣な流れを見ること、そしてその流れの中で、動かずに止まっていた舟が動き出すのを見守ることです。動き出した舟は迷うこともあります。停まりたかった岸辺が見つかりすらしないこともあります。それでも、一度動き出した舟は何十年もかけて、どこかへたどりつくのです。私は子どものころからの問いを大切に抱えながら、大海原に動き出した舟がどこへ向かっていくのか、大人になっても温かく見守り続けてきました。舟は今、こうして文章へと形を変え、あなたの心へと届いているはずです。

◎食事と礼節

病院で当直をする時は、検食として、基本的に患者さんと同じ食事をとっています。検食とは、食事に問題がないかを確かめることで、塩分制限やカロリー制限なども含めて確認します。また、同じ食事をすることで、患者さんと話題を共有できるという利点もあります。一般的に昼食休憩と言えば1時間程度かもしれませんが、医療現場は多忙なため、仕事合間の5分くらいで食事をとることもあります。それでも食事は、肉体的にはもちろん、しばしの気分転換として必要な時間です。

戦時中と違い、現代では体の栄養失調には陥りにくいかもしれません。しかし、必要カロリーを摂取して食欲を満たすだけでは健康とは言えず、「心の栄養失調」を防ぐために「心の食事」にも気を配ることが大切だと思います。心の食事とは一言でいえば、文化や芸術などのことです。これらは、物理的な食べ物とは違って、私たちの心にどう入り込み、どういう働きをしているのか、はっきりとはわかりません。しかし、心の世界にも相応のエネルギーが必要であり、おろそかにすべきではありません。

ところで、誰しも、人の悩みを真剣に聞いたことがあると思います。そのような時は、相手と自分が同じ立場だったらどうするだろう、などと考えながら耳を傾けるでしょう。すると、互いの垣根が溶けて心がつながり共鳴するような感覚になることがあります。この時、冷静に自分の心を観察してみてください。すこし心が疲弊しているのがわかるはずです。私は職業的にも、辛い状況に遭遇している人に共感しながら話を聞く立場にいるため、日常的にこういったケースを経験しています。つまり、辛い体験を共感しながら聞いている状態は、内面でしっかり受け止めている状態でもあり、その時、心はエネルギーを使っているのです。心の食事が必要なのは、そのためです。

意識的に芸術や音楽に接することで、心の基礎体力や予備力のようなものを付けることができます。この時、意識的に接するかぼんやりと接するかでは、効能が異なります。

大切なのは、体の食事にせよ心の食事にせよ、義務的なものとしてではなく、日々の喜びとして受け止め直すことだと思います。生きていることは、今もこうして心臓の拍動が1秒ごとに打ち続けている奇跡が起きている証拠です。心臓だけではありません。脳や内臓、免疫や神経、血管や筋肉など、あらゆる細胞が私たちの味方として、必死に協力し続けているおかげで生きているのです。そうした奇跡的な連携に対して、私たちは少しでも協力的である必要があります。私としては、体への礼節を示すために食事があると言ってもいい、と思います。

礼節と聞いて、少し大袈裟に思った方もいるかもしれません。しかし私にとってこの言葉は、もっとも敬愛するアーティストである横尾忠則さんから渡された言葉で、それ以来とても意識するようになったのです。そのきっかけは、2020年2月に実施された横尾忠則現代美術館での、「兵庫県立横尾救急病院展」の図録の巻頭言のテキストを頼まれ、アトリエに招かれた時のことでした。

アトリエに呼ばれた私は、森羅万象に及ぶ話題を横尾さんに投げかけたのですが、その中で不意に、作家の三島由紀夫との交流について聞くことができました。「礼節」という言葉はそこで出てきたのでした。青年期の横尾さんは、三島由紀夫からこう言われたそうです。

「縦糸が芸術だとすると横糸が礼節だ。その2つの交点に霊性が宿る。地上的な作品を作りたければ無礼でいいだろうが、天に評価される作品を創造したければそこに霊性が宿らなければならない」。

実際に横尾さんはとても礼節を重んじる方でした。私のような人間にも常に敬意を払ってくれて、喉が渇きませんか、寒くないですか、とんかつの出前を注文しようと思いますがお好きですか、などと、ごく自然体で声をかけてくれるのです。私を1人の客人として、礼節を持って対等に対応してくれました。そうした人格の高さに、とても感動したことを覚えています。三島由紀夫の言葉を借りれば、人格にも芸術にも「霊性」が宿るのです。人格や芸術に霊性を宿すことのできる人はほんの一部かもしれませんが、人としての礼節を保つことは、誰にでもできることです。だから私はそれ以降、三島から横尾さんへと「霊性」を渡されたように、私も「礼節」を横尾さんから渡された言葉であるととらえました。「いま、私は礼節が保たれているだろうか」と。これは、常に私が意識していることです。忙しい食事の時にも、自分自身の体や心へ示す礼節に関しても同様です。

思えば三島由紀夫その人が、礼節を体現するような存在でした。学生運動の時代、東大駒場キャンパスで学生と議論をする三島の映像を見たことがあります。その中で三島は、相手が学生だからと言って見下すような態度を全く見せませんでした。相手の話を遮らず、相手がどんなに礼節を欠いた話しぶりをしても、彼は常に冷静であり礼節を保っていました。相手の言葉を正確に受け止め、咀嚼《そしゃく》し反芻《はんすう》した上で丁寧に言葉を返すのです。年齢や経験の違いではなく、同じ言語を交換し合う仲間として、人と人は対等である。そのためには礼節こそが場の前提として必要なのだと、私は痛感しました。

私が横尾忠則さんから受け取った言葉は、三島由紀夫が横尾忠則さんに渡した言葉です。言葉はそのようにして時空を超えた舟となることがあります。横尾忠則さんは私にとってスーパースターであり、生きているうちに会いたいと願い続けていました。そして実際に会うと、器の大きさと礼節の深さに心から感動しました。芸術のレベルも異次元だと思っていましたが、人間としても格が違うのです。そんな横尾さんの言葉を、私はたしかに受け取りました。みずから受け取ろうと決めることで、横尾さんだけでなく、三島由紀夫に対しても私淑の関係を結べるのです。

このように言葉もまた、心の食事のひとつです。よい言葉は、無農薬野菜にも似て、そのままでも深い味わいが染み出てくるものであり、そのつくり方や味わい方は、また次の世代へと受け渡され続けるものとなるのです。

◎ ストレスと仲良くする方法

　誰もがストレスから自由になりたいと感じながら、日々を過ごしています。ただ、考えようによっては、それは人生そのものではないでしょうか。生きること自体が、受け入れがたいものを受け入れていくプロセスそのものだと思うのです。そういう意味で、生きている限りストレスがなくなることはないと割り切ったほうが、生きやすくなるでしょう。

　しかしストレスを単なる敵だと思うと、永遠に戦い続けることになります。そうではなく、ストレスを受け入れて心の中の適切な場所に位置付けていくにはどうしたらいいのでしょうか。ここでも立ち止まって、対象をじっくり観察してみることにしましょう。

　私たちが漠然と「ストレス」と呼んでいるものをもっと細かく見てみてください。そのディテールの中から、受け入れていくべきものと、そうでないものを細かく選別していくことが大切です。ストレス、と大雑把に呼んでいるものに対して、自分の体は何を感じているのか。それは違和感なのか、痛みなのか、疼《うず》きなのか。そうした感覚を細部にわたって丁寧に観察してみるのです。細かい観察によって、忘れかけていた記憶や感情に目を向けられる効果もあります。

もちろん、細かい観察など抜きに、「怒り」や「悲しみ」といった言葉を当てるだけでも、多少は不安が取り除かれる場合もあります。しかし、それは本質の理解ではありません。名前を当てはめる行為は単なる通過点であり、本当に大切なのは、その向こう側にある実態を解明していくことです。

といっても重く考える必要はありません。部屋の模様替えのようなものだと思ってください。例えば、部屋の真ん中に便器が逆さまに置いてあったらどういう感情が湧くでしょうか。仮に「ソワソワ」という言葉が近かったとしても、「ソワソワする」といった言葉を当てることが最終目標なのではありません。必要なことは、便器をトイレに移動させ、適切な場所に収めることです。

心の空間も、部屋と同じようなものです。心の空間をしっかりと観察し、ストレスとして感じられるものを丁寧に見ていくことで、心の掃除を行うきっかけになるはずです。観察を続けた結果、今後の行動の指針や方向性さえ決意できることがあります。

というのも私自身が、ストレスによって大きな決断をしたことがあるからです。そのストレスとは、都市生活の中で感じられる「距離感」でした。地下鉄、職場、住まい、お店。都市部は、場所という場所で距離感が近すぎたと思います。本来、個人には固有のセーフティーゾーンが確保されるべきですが、そうした安全領域が確保されないのです。心に変調をきたしている人も多いのではないだろうかと感じていました。

小さい子どもと暮らし始めるようになると、東京暮らしの距離感がもたらすストレスは顕著になっていきました。やがて、東京という都市そのものを愛せなくなっている自分に気付きました。だからこそ、東京を再び好きになるためにも、適切な距離を取る必要があったのです。

そして切実に考えた結果、東京から軽井沢へと住居を移すことにしました。これこそが私にとって、ストレスをきっかけに、その正体を掴んだことによる大きな決断でした。東京と軽井沢では、そもそも物理的な距離感がまるで違います。例えば東京では交通網も発達していて、食事会でも飲み会でも行こうと思えば気軽に行けます。その点、軽井沢に住むと、遠い距離を克服してでも会いたいと思う人としか会わなくなります。それだけに、東京を離れるということは、私が本当に好きな人、会いたい人は誰なのかと考えることでもありました。

思えば、私のストレスの感じ方も、年齢と共に変化してきたのでした。若い時は人恋しい部分もありましたし、人が多い場所ほど根拠のない安心感をおぼえていました。少なくとも、距離感がストレスの原因などでなかったことは確かです。むしろ人にたくさん会うことで、その生命エネルギーのおこぼれをもらっていたのかもしれません。そう考えると、成熟とは他人に頼ることなく、生命エネルギーを自家発電できるようになることなのでしょう。加えてそこには、適切な距離感を理解することや、ストレスをしっかりと見つめて行動の推進力へと変えていくプロセスも存在しているのです。

距離感は、家族など親しい間柄においても大切なことです。家族は距離が近くなりすぎるために、お互いを束縛する関係性へと変化してしまう場合があります。お互いがしっかりと成熟し、生命エネルギーを自家発電するように心がけていけば、家族の中でも最適な距離を感じられる暮らしへとシフトしていけるだろうと思います。つまるところ、愛の本質は距離なのです。

私の場合、長い都市生活で感じていたストレスがそれに気付くきっかけになりました。ただ、そのプロセスには数年単位の長い時間が必要でした。

長期的な視点を保ち続けるために、時にストレスをじっくり観察してみるのも、いいかもしれません。

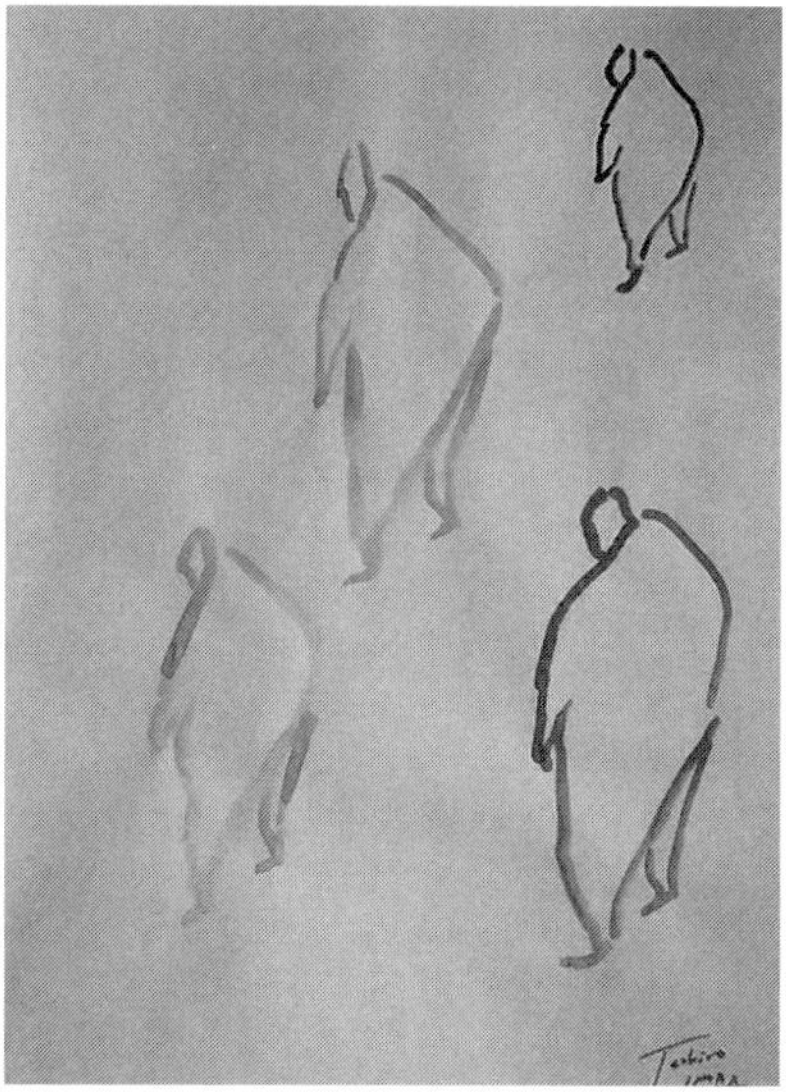

◎「自分」という場

学校に行きたくなくても行くべきだ、いや行く必要はない、といった論争を聞くことがありますが、そう単純にどちらかがいいと割り切れる話ではなく、状況次第だと私は思います。私の子どもも、幼稚園に行きたくないとごねることがよくあります。無理矢理行かせることはありませんが、その判断がよかったかどうかとよく振り返ります。そして、そうした時は対話のきっかけができたと考えるようにしています。例えば、「帰りの会の最後の30分だけ行ってみるのはどうか」と対話を始めてみることで、本当は何を言いたくて何を求めているのか、お互いに探るのです。そうして大人と対話しながら互いに歩み寄ること、何かを獲得するためには交渉が必要であることも、子どもにとってひとつの学びだと思うからです。また、対話を重ねていく中で、そもそもなぜ行きたくないと思ったのか、その時その時の事情がわかることもあります。本当は野外の寒さを回避しようとしていただけだったり、家の中で続けている遊びの作業が完結しさえすれば次のステップに行ける、ということだったり。今ここを生きる子どもに対し、未来のため、将来のあなたのため、という理屈は通用しません。

ところで、以前のテーマと通底しますが、私はどこに行っても「場違い」感にさいなまれてきました。講演の依頼で出かけていく時でさえ、自分の服装は場違いじゃないかと思い、その場で着替えたくなる衝動にかられることも多いです。ですから、学校や職場に行きたくない人の気持ちもある程度はわかるつもりです。たとえ無理をして学校に行ったとしても、「場違い」な感覚が付きまとうと、ここには居場所がないと考えてしまうのだと思います。そうした感覚が繰り返され強化されると、そもそも場違いを感じる場に行かなければいいじゃないか、と結論付けてしまう場合もあるでしょう。

場にどうしても合わせることができなければ、行かなくてもいいではないか、と私は思っています。ただ、単に行かないと決断をしただけでは根本的な問題の解決にはなりません。いずれは対話や思考を通して、学校という場に働く目に見えないメカニズムや力学を解明する必要があります。その上で、ただ「行かない」で終わるのではなく、「どう距離を取るか」と考えてみるなど、発想を少しずつ変えていく必要があります。

少し話は変わりますが、近年、精神科の領域で「当事者研究」が盛んです。例えば次のようなケースを考えるためです。うつ病や統合失調症の方が、自分自身の内部から「お前なんか価値がない、死んでしまえばいいんだ」という否定的な声を耳にしているとします。これまでは、そうした心の声を幻聴とし、あたかも蓋をするように薬を投与するしか選択肢がありませんでした。しかしこうした措置は患者さんにとって、「自分という場の中にいる自分」が疎外されるような絶望的な気持ちになったり、引き裂かれるような感覚を生み出してしまうことがあると思うのです。

「自分という場」から「場違い」だと思ってしまったら、もうどこにも居場所がなくなってしまいます。そうした困難を創造的に乗り越えるため、内なる幻聴にしっかり耳を傾け、自分自身を研究するように客観的に観察しようという動きが「当事者研究」です。これは、見る枠組みを研究対象として設定することで、幻聴を客観視できる知恵でもあると思います。

なぜこのような話をしたかというと、当事者研究は、私が場の力に関心を持ったことと似ているからです。もし、あなたにとって行きたくない場所があるのなら、自分自身を研究してみてはどうでしょうか。自分自身の行きたくないという思いを尊重しながらも、それを一種の研究材料とするのです。すでに書いてきたように、私自身も、自分に対する当事者研究を続けてきました。その結果、場の持つ力に敏感になったのです。そのように場の力の被害者にならないよう注意しながら、場を研究材料として見ていくと、応用できる視点も多く発見できると思います。

生きていると、同じテーマが姿かたちを変えながらやってくることがあります。学校、職場、家庭、いろんな場を私たちは行き来していますが、そこで起きるトラブルには、「自分」という共通項がある限り、常に同じ課題が内包されているものです。私も「学校に行きたくない」という課題を抱えていました。しかしそれをきっかけに、場の力の解明へと課題を発展させ、さらには場の力を利用する道を考え続けてきました。ちょうど合気道のように、力を別の形に変換させるのです。場の力でマイナスのダメージを受けるのならば、力の向きを変えればプラスの効果を及ぼす対処法もあるはずだと。そうしたことを考えていかないと私はずっと生きづらいままなのではないか、と危機感を感じたからです。

子どもは非力です。しかし大人になると、仲間と力を合わせることで場そのものを創造することさえできます。かつて「学校という場」について考えていた1人の子どもは、よりよい「医療の場」の創造を考えている大人の私とつながっています。

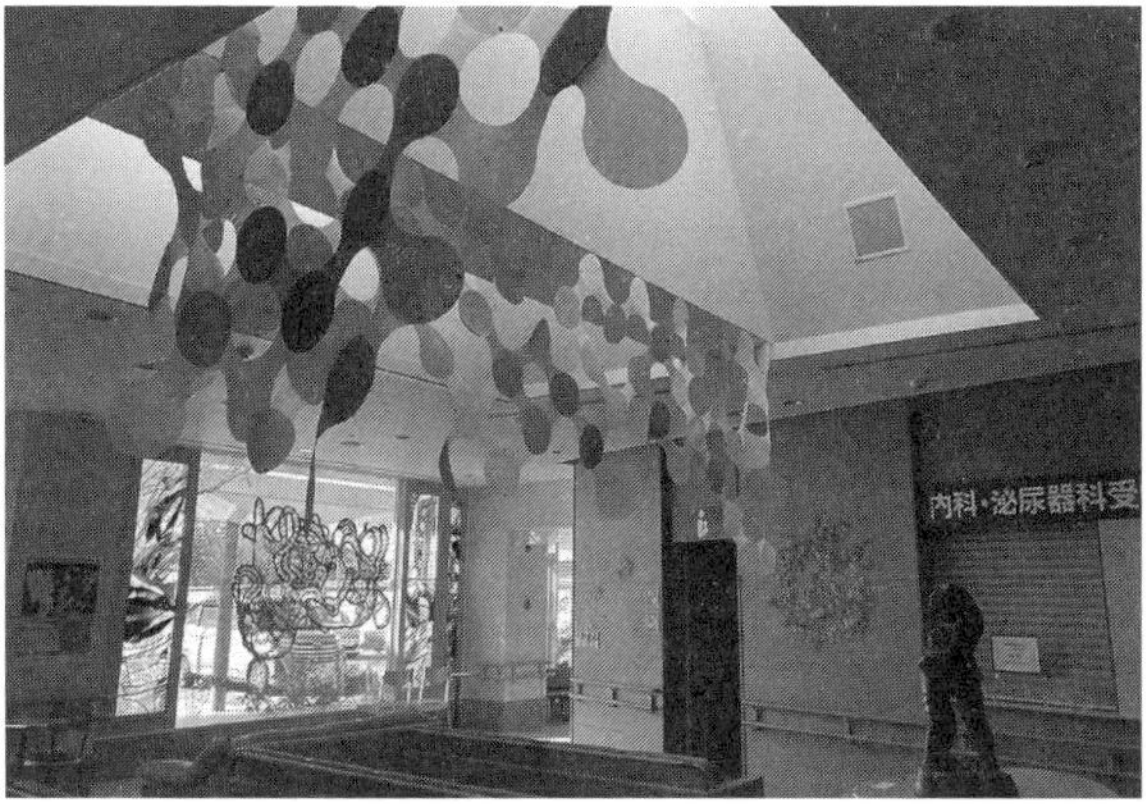
内科・泌尿器科受

◎ あの世を見る目、横尾忠則

私は横尾忠則さんが好きです。会いたいと思い続け、その思いを少しずつ行動へとつなげていく中で、ちょっとしたきっかけから横尾さんのアトリエに1人で伺う機会を得ました。私はよく子どもに本の読み聞かせをしているのですが、いわゆる児童書だけではなく、ストーリーのない「絵の本」として、画集もよく見せていたのです。そのひとつとして、当時2歳だった子どもに横尾忠則さんの画集を見せました。そしてその様子をSNSに投稿したところ、回りまわって横尾さんご本人の知るところとなり、お会いする機会につながったのです。私としては、何も考えず日常を投稿しただけでした。それだけに、やはり邪念のない純粋な思いこそが真のつながりを生むきっかけになるのだと思ったものです。

そして横尾さんと実際に会った瞬間、こう思ったことを覚えています。「人としてのレベルとスケールがまるで違う、まったくの異世界と異次元を生きる存在だ」と。この世には、人間界だけでは完結しない巨大な人生を天命のように生きる人がいるのだと、身をもって知ったのでした。神仏や精霊、宇宙やあの世のような異界とも軽やかにつながりながら、滝のように流れるエネルギーをごく自然に受け取りながら生き続け、芸術へと昇華し続ける人が、たしかに存在するのです。かつ、異界とも天地自然の理《ことわり》とも矛盾しない生き方をしているので、仕事の質がまるで違うのです。横尾さんがまさにそのような人でした。

そんな横尾さんから、こんな話を聞きました。人は死ぬとあの世に行くが、人格と同じように、あの世にも「霊格」がある、と言うのです。霊格は、この世で磨いたものがそのままあの世へと持ち越され、形成されるのだそうです。霊格が違う場合、あの世で出会うことすらなくなるのだ、とも話していました。とても興味深い話でしたが、現実世界でも似たような点があるかもしれないと思います。もし尊敬する人と出会った時に、すごい、握手してください、といった話しかできなければ、出会わないことと同じです。そうではなく、互いに感覚や考えを研ぎ澄まし、共有したいテーマが無限にあって初めて、出会う意味が生まれるのではないかと思います。例えば高校生の私は、Mr.Childrenの桜井和寿さんの歌に励まされ救われてきましたが、もし当時桜井さんと会ったとしても、何の会話もできず終わっただろうと思うのです。それこそ、好きなんです、ファンなんです、握手してください、くらいしか言えなかったでしょう。だからこそ私は、自分なりに様々なことを学んできたのでした。

しかし横尾さんに会って以来、一般的な勉学以上に大事なことがあると強く思うようになりました。それが魂を磨き、人格を磨いていくことなのです。絶えずその努力を続ければ、あの世での霊格にも引き継がれていくのだと思います。ジョン・レノン、手塚治虫、レオナルド・ダビンチ。この世にはもういないけれど、好きな人は横尾さん以外にもたくさんいます。いずれも、高貴な人格と才能を持った人ばかりです。いつかあの世で、彼らと対等に会話できる日が来るように、人格を磨き続けていきたいと思っています。

ちなみに霊格においては、外見の概念が存在しないそうです。だからこじ男女差も年齢差も関係なく、本当に話が合い、気が合う、この世で同じ程度に生き方を深めた人たちが、異なる世界でも出会うのでしょう。きっと今の私なら、憧れの対象だった人ともしっかりと対話できるだろうと思います。思えば、横尾さんとの二人での会話も、8時間以上、話が尽きなかったのでした。気がついたら周りは真っ暗になっていて、夕食の出前まで取っていただきました。そうした横尾さんとの長い会話の中で、神仏も含めた超越的な世界を感じたのです。まるで神職のようだと感じました。

超越的な世界といえば、生死にかかわる仕事をしているせいか、若い人から次のような質問を受けることがあります。「なぜ死んじゃいけないんですか」、「なぜ命が大切なんですか」と。そのような問いに答えるためには、この世だけでなく、あの世を見る目も必要です。言い換えれば、「いのち」や「生きている」ことの全体像を見る立ち位置が必要です。人が生きる意味を失うのは、この世界のほんの一部がすべてだと勘違いしている時です。だからこそ、あの世の立ち位置からこの世のフレームを見てみない限り、「いのち」や「生きている」ことに対する解答は出ないのではないかと思っています。

もっとわかりやすく言いましょう。仮に自分が死んでしまったとして、あの世からこの世界を見てみたらどう感じるだろう、と試しに考えてみてほしいのです。そうすれば、現世の悩みをいったん傍らに置いて、この世界の全体像を客観的に見ることができます。そのような立ち位置から、ドラマの主人公を見るように自分をとらえ直してはどうでしょうか。

つまるところ「なぜ死んじゃいけないんだろう」という問いが頭に浮かぶ時とは、自分自身の全体性を客観的に再検討する時期なのです。そうした超越的な視点を取り入れ、新しい気付きがあったなら、それを可能な範囲で現実の世界に適応させて生きてみればいいんじゃないかと思います。

この世の視点だけではなく、あの世の視点や神仏の視点を取り入れること。横尾さんの仕事を見るたび、そのようなことを考えます。超越的な作品によってあの世とこの世に橋が架けられた時、私たちは未知の感覚と出会うのでしょう。そしてそのことが、生きる意味を見出し、人格を磨き、やがて霊格へと引き継がれていくことにつながっていくのだと私は信じています。

◎

医師とブルシット・ジョブ

「ブルシット・ジョブ」という言葉を、インターネットなどでよく見かける時期がありました。これは、アメリカの人類学者デヴィッド・グレーバーによる著書「Bullshit Jobs：A Theory」の言葉です。邦訳は『ブルシット・ジョブ——クソどうでもいい仕事の理論』（岩波書店）という、なかなか過激なタイトルで出されています。内容としては、自分にとって無意味と思われる仕事の内容を分析して、合理的に働きかた全般の見直しをせまる本です。

この本が共感を呼んだように、「なぜこんなことに時間を取られなければならないのだろう」と思ってしまうような、面倒な雑務は仕事につきものです。それにいらだつ気持ちは理解できますが、私自身は少し異なった視点を持っています。医療現場で「どうでもいい仕事」と感じられるのは、例えば文科省に申請するための膨大な書類仕事などです。複雑怪奇なサイトの文言に誘導され、何の意味があるのかわからない作業を何度も繰り返しながら、助成金を受けるまでに膨大な手順を踏まなければなりません。やっと助成金を受け取っても、それで終わりではありません。今度は実施記録を含めたまたも膨大な作業が待っていて、この一連の作業でどれだけの時間が必要になるかと、いつも鬱々《うつうつ》とした気持ちになったものです。

このように、もっと別のことに時間とエネルギーを費やした方がこの世界に貢献できるにもかかわらず、些末《さまつ》な別作業に時間が割かれる時、「どうでもいい仕事」と感じられます。ただ、こうしたことはブルシット・ジョブというよりも、役割分担がうまくいっていないという単純な話ではないかと思っています。

私たちの社会は、個人個人が役割を分担することで発達してきました。獲物を獲るのが好き、作物を育てるのが好き、ものを運ぶのが好き、料理をするのが好き、掃除をするのが好き、家をつくるのが好き、など、人にはそれぞれ好き嫌いや得意不得意があります。例えば、木を切って家を作るのが好きな人に、農作物の収穫仕事を強制的に割り当てたら、どうなるでしょう。どう努力してもうまくいかないかもしれません。その場合、農作物の仕事は、その人にとってのブルシット・ジョブとなり、個人にとっても共同体にとっても大きな損失になってしまいます。

このように、それぞれの能力に応じて適切な仕事が配置されないことこそが、複雑化し重層化した現代社会の中での大きな問題だと思います。本来は、好きだったり得意だったりする分野をもとに仕事の役割が決まるのが、妥当な順番であるはずです。しかし、すでに無数の職業が先に存在している現代、とりあえず当てはめさえすれば、得意分野でなくても役割が成立しているように見えてしまいます。また、金銭面や外部評価や見栄などを優先して仕事を選択してしまう人も多くいます。

しかしそのような働き方では、ブルシット・ジョブの罠に落ちてしまうだろうと思うのです。もちろん、事情は様々です。Aはやりたくないけど B はやりたい、でも全体として仕事を見た時に A と B が切り離せない、といったこともあります。そしてこのような時こそ、社会の機能分化の出発点に立ち返るべきではないでしょうか。つまり、A の仕事を喜びに感じられる人とチームを組むことで、問題を解決していくしかないだろうと思うのです。

これこそ、仕事そのものに潜む大切な課題ではないかと思います。やりたくない仕事をブルシット・ジョブとしてただ忌避するのではなく、そうした仕事を得意だ、好きだ、と感じられる人とチームを組むこと。そうして初めて、自分の非力さを感じながらも、一人で解決できない課題がチームの組み合わせ次第で解決できることを学ぶのです。そうした小さい積み重ねこそが、個人と個人が寄り集まって共同体をつくる根源的な原動力になるだろうと思います。

◎ 医療ドラマに思う

実際の医師から見て医療ドラマをどう思うか、と聞かれることがあります。医療ドラマはそれほど熱心に見る方ではありませんが、石原さとみさんが主役をされていた『アンナチュラル』は見ていました。個人的に親交のある市川実日子さんが出ており、放映前からドラマへの熱い取り組みを聞いていたためです。軽い気持ちで見始めたところ、脚本の質の高さやストーリー内容の面白さに、思わず熱中しました。一方で、あまり心が動かされない医療ドラマもあります。そうしたものは、「一般の人は医療業界をこう見たいのです」というステレオタイプの物語を視聴者に再確認させ、強化させるような描写が多いように思います。要するに、医療現場が舞台になってはいるけれど、内容としてはわかりやすい人間関係のこじれや、いきすぎた権力の行使など、誰もが日常的に見聞きするトラブルを表現しているだけだと感じてしまうのです。

ところで、医療を扱った作品でなくても、映画やドラマにおいては人が亡くなる場面が多く見られます。死に対しては誰もが厳粛な気持ちになり、大きく心が動くからでしょう。あるいは、在宅での死より病院での死が一般的になっている現代では、生きることの切実さを感じにくくなっているのかもしれません。私が医療ドラマを見ていて改めて思うことは、人は死から遠ざかると命の実相を感じにくくなり、無意識のうちに何らかの死を通して命の充実を求めるのだ、ということです。ドラマや映画における死の描写は、その一形態なのでしょう。たしかに、「いのち」は生だけでは一面的です。死と生が矛盾なく出会い、高い次元で生と死が統合することで、私たちは生命の実感を得ることができるのだろうと思います。

同じ医師として、これもときどき聞かれるのが、手塚治虫の『ブラック・ジャック』をどう思うかという質問です。『ブラック・ジャック』は、医療がテーマである以上に、人間や生命について、その光も影も深く掘り込んだドラマだと思います。手塚治虫は医師免許を取得していたため、医師や医療者側の視点も持っていました。ただ、そうした特殊な視点だけでつくられた作品ではありません。誰もが当事者となりうる生死の場面を扱い、一般の人の視点も重ね合わせるようにしながら、漫画ならではの飛躍した発想を経由して「いのち」の本質に切り込む内容ばかりでした。そこから受ける感動に、医療の専門家か非専門家という区別は関係ありません。1人の人間として、魂に深く迫ってくる内容が多いと思います。一方で、『白い巨塔』のような作品は、よくも悪くも日常のレベルに留まっていると感じました。病院内での権力争いや派閥抗争などを描いた世界であり、当時の時代風潮にはマッチしたものだからこそ、大きく受け入れられたのだと思います。しかし、組織内での権威や権力が相対的に弱くなった現代社会では、あまりリアリティーを感じないことも事実です。今の若い医者であれば、権力のある教授に媚びるよりも、より自分らしく働ける職場にさっさと転職してしまうのではないでしょうか。その意味で、近年、記録的なブームになったドラマ『半沢直樹』は『白い巨塔』に似ています。上司から理不尽なパワハラをされて、型破りな銀行員の主人公が〝倍返し〟をして復讐する。そうしたことを考えていても実行できない人たちが、カタルシスを得ながら共感するドラマです。エンターテインメントとしては成立すると思いますが、『ブラック・ジャック』のような、単純に割り切れない善悪を扱う作品とは趣が異なります。もっとも、社会の集合意識の中で、恨みや怒りを復讐のように晴らしてくれる作品が求められていることは、一考に値するでしょう。

ただ、私は、医療や会社という狭い枠組みを超えて、人間そのものを描く現代の『ブラック・ジャック』のような作品が登場することを期待しています。善悪や真偽など単純な二元論で割り切れない複雑な世界を丁寧に扱いながらも、医療の根底に流れる素朴な優しさや、無常を生きることの悲しみなどの感情を丁寧に掬《すく》ってくれる作品こそが、真に人の魂を救うのだと思うのです。

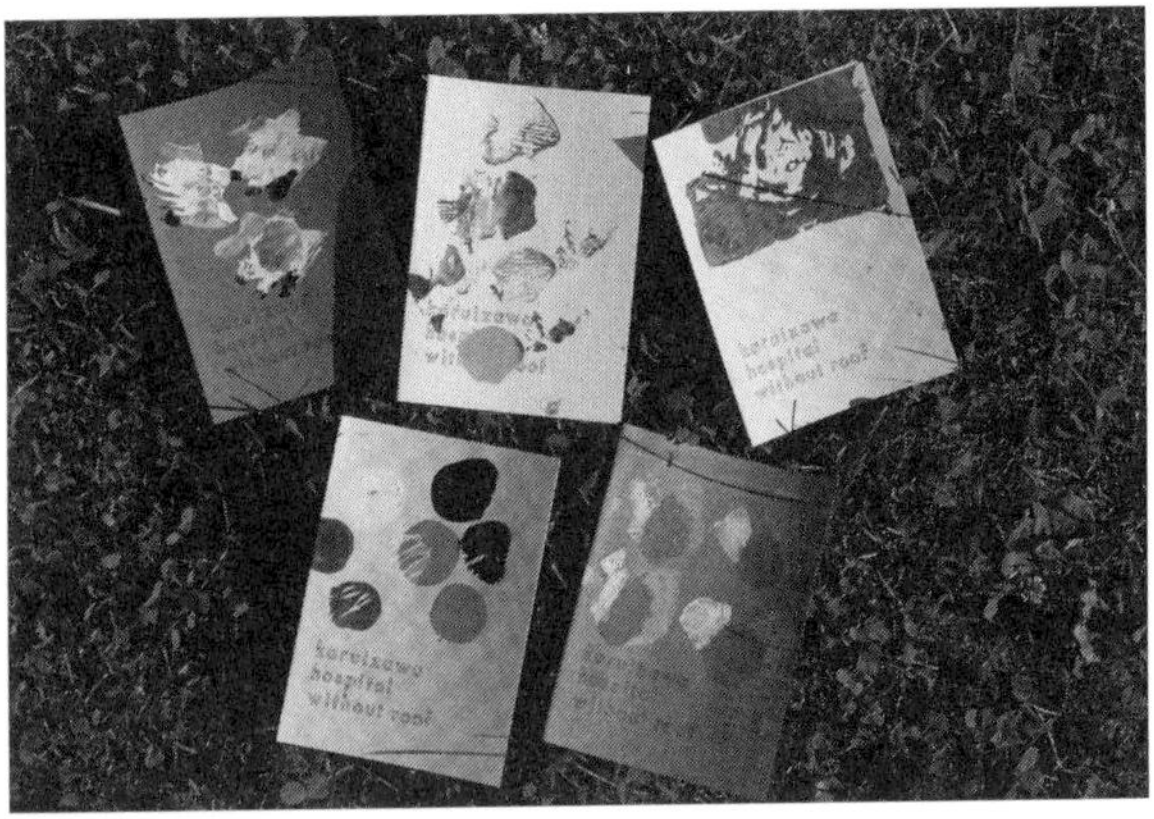

昼のことば

● 夜のことば

●迷子のすすめ

東京に住んでいたころ、私はよく決まった用事もなく神保町に足を運んでいました。とりあえず適当な古書店に入ってみるのです。そこでは古書を介して、自分が予想もしなかった世界と出会うことができます。古書店ではすでに絶版となった本が溢れており、現代の流行とまるで違う時間が流れているようです。情報化社会の中で流行ばかりに流されそうになる時、時代を越えて大切にすべきものを確認するためにも古書店は有効なのです。

ほかにも、神保町にはレコード店も多くあるため、古今東西の名盤と出会うことができますし、浮世絵や美術作品を取り扱う店も存在しています。こうした店に入り浸りながら、せわしない日常と異なる時空間で遊ぶことが、私にとって最高の楽しみでした。神保町にはあらゆる専門書があり、ネジだけの専門書、マンホールだけの専門書など、奥深さを持つあらゆる古書がありました。どの世界にも進歩の歴史があり、本質を突き詰めていけば宇宙の原理原則にまで通じていくのではないか。そうした無限の可能性を古書店の森の中でいつも感じていたものです。

こうしたことはいわば、いわゆる「普通の寄り道」です。しかし私は、もっと「無意識的な寄り道」も好んでやっていました。無意識的な寄り道とは、あえて迷子になってみることです。例えば、目の前に到着したバスに、行先も確認せずに乗り込んでみて、適当な場所で直感的に降りてみます。するとその場は自分が意識的に寄り道した場所と違い、勝手に連れて行かれた場所となります。正式な形で、安全に迷子になれるのです（風変わりな言い方ですが）。もし山や樹海でこうした行き当たりばったりの行動を取ると死んでしまう可能性がありますが、都市部であれば何とかして家に帰ることができるので安心してください。それでも意識的に迷子になることで、自分の野性的な勘や、普段使っていない感覚を発揮することができます。

当然ながら、どの方向に進めばいいかもわからず途方に暮れながら道を歩く羽目になります。しかしそうすることで、あたかも海外で一人旅をしているような感覚にもなります。そうしたこと自体が、身体感覚としてとても新鮮なのです。私たちはどうしても何かしらの情報を先に取りこんだ上で、頭の中で予想しながら行動することが多いのですが、そうなると自分の頭の中にある情報にしか出会えなくなります。その点、迷子として歩いていると、あちこちに注意しながら移動することになります。結果、こだわりとセンスのあるお店や、面白そうな本屋さんに出会う確率が上がり、それらひとつひとつに対する感動も深くなります。あまりの感動に、店主さんに話しかけてしまうかもしれません。こんな素敵な本屋さんには出会ったことがない、と。そうした新鮮な出会いは、互いにとって幸福なことです。

もちろん、いつも興味深い風景に出会えるわけではありません。そうした感動が何も起きないことはよくあります。ただただ困りながら疲労するだけのこともありますが、それはそれとして後で振り返ると楽しい思い出になるものです。あるいは適当なバスに乗り込んで降りてみると、ただの住宅街だったということもあります。そういった時には、あまりキョロキョロしたりせず、さもその町の住人になったような意識で歩き続けることがコツです。

まったく知らない住宅街の中で、あたかも目的地がはっきりしているかのような歩き方をすると、どんな平凡な街並みでも新鮮な感覚を抱くことができます。これは、先ほどの迷子とも少し異なる感覚です。すべての通行人を観客と見立てて役者になるような感覚が近いかもしれません。意図的に何かを得たり、偶然の出会いを期待したりするための手段ではありません。むしろ、「何かを予測して制御する」という脳の仕組みから解放され、子どものような自由な境地を得るための、感覚のリセット行為のようなものです。

ミステリーツアーという言葉をご存じでしょうか。目的地が伏せられた旅行のことです。実際にこれを企画している旅行会社もあり、意外に好評だと聞いたことがあります。そうした旅も、先ほどのリセット行為に通じるところがないでしょうか。あらかじめ目的地がわかっていると先回りして情報を検索してしまいますが、そうした無意識の行動自体が自分自身を縛っていることがあるのです。その点ミステリーツアーでは、事前情報をあえて得ないことで、想像を超えた体験ができます。それこそが旅の本来的な醍醐味だろうと思います。瞬間瞬間の思考や即興的な判断を繰り返しているうち、普段使わなかった感覚が開かれてきて、世界が違って見えるようになるのです。

そんなミステリーツアーと異なり、迷子に準備は必要ありません。日本が安全な国だからこそ提案できる、奇妙な遊びだとも思います。私も独身時代にはよく意図的に迷子になったものでした。そうすることで、遊びながら東京の地理を肌で学ぶこともできました。1人で休日を過ごす予定のある方には、ぜひ迷子になってみることをおすすめします。乗ったことのないバスや電車をぜひ当てずっぽうに利用してください。みずから迷子になり、不安になり、途方に暮れてみてください。きっと未知の感情や心理が湧き起こってくるでしょう。また、他人の存在のありがたみを感じ、ちょっとした優しさに涙が出る場合だってあるかもしれません。私も、知らないお婆さんに駅までの道を教わりながら、地元の商店街で売っている唐揚げをお土産として渡され、涙が溢れたことを昨日のことのように思い出せます。迷子においてはそのようにしていわば、弱い自分を発見するのです。

やがてそのうち、自宅へ帰る時間になるでしょう。今度は帰巣本能を働かせる番です。そのために必要なのは洞察力と観察力、嗅覚や第六感などを最大限に働かせる、いわば強い自分です。

「迷子」というひとつの行為の中で、弱い自分と強い自分とが固く手を結ぶこと。新しい自分が立ちあがってくるのは、そのような過程にあるのだと思うのです。まずは、いつもの帰り道を違うルートで帰宅してみてはいかがでしょう。

● 眠りこそはすべて

そろそろ、帰宅後のお話をしましょう。私は、帰宅した時点から、すでに眠るための準備を始めます。なぜなら眠りこそが、純粋な内的世界に戻るかけがえのない時間だからです。なぜ内的世界が人生のメインとなる活動かといえば、内的世界が自分の「いのち」そのものの世界だからです。眠り以外のあらゆる時間は、社会や人間関係など、あらゆる外的世界に適応することに多大なエネルギーを費やしているため、自分自身のいのちの世界からどんどん遠ざかっています。また、仕事の生産性を上げるため、他律的に生きざるを得ない場面もあります。加えて、楽しいことだけではなく、辛いことや悲しいことも含めて色々な出来事が私たちのもとにやってきては、慌ただしく去っていきます。そのたびによかれ悪しかれ、感情はかき乱されていきます。

眠りの世界は、そうした外的世界とはまったく異質の素晴らしさがあります。だからこそ、私はいのちの世界、つまり夢の世界に戻っていくことが、1日の中でとても好きです。それは、自分しか体験できない映画を夜ごと見に行くような楽しみとも言えます。

もちろん医師という仕事の都合上、当直でなくても夜中に電話で呼び出されたりすることもあります。それでも日々の仕事の後は、ご褒美のようにして訪れる「眠り」の時間の質をいかに高めるか、ということに向けて、準備を巧妙に始めていくのです。どうせ毎日眠るのならば、質を高めるための創意工夫は誰にでも必要ではないでしょうか。

そのひとつとして、私の場合、良質な言葉を心の中に取り込んでいくことが挙げられます。ノンカフェインの飲み物をじっくり味わいながら、お気に入りの本の素敵な文章を読むのです。長い小説もいいのですが、どちらかというと詩集のほうが眠りには向いているようです。凝縮された密度の高い言葉が、すっと入ってくるからでしょうか。

詩に意味や教訓を求める必要はありません。言葉のリズムが美しいだけでも、詩は音楽のように心地よい効果を与えてくれます。ですから、もし眠りの質を高めたいと思ったら、ぜひ短いフレーズで構成された、上質な言葉を取り込んでみてください。まど・みちおさんの詩などは、私にはとても心地よく響きます。どの詩集も質が高いので、パッとページを空けて現れた詩を味わってみてください。中でも『いわずにおれない』（集英社）という本では、話し言葉のメッセージと詩が両方味わえてお得だと思います。

良質な言葉は、医療の現場でも生かしたいと考えています。私が軽井沢病院で発行している「おくすりてちょう」には、様々な作品に残された良質な言葉をメモしてもらうためのスペースを設けています。そこにメモした言葉を読むことで、言葉を良薬のように服用してほしいという思いを込めました。自分にとって薬になるような言葉を、眠りの前にいっぱい採取し、しっかり心へと浸透させてください。言葉のくすりを探すことで、くすりの言葉になります。

そのほか、お風呂も、より心地よい眠りを準備するための重要な儀式となります。体を緩ませながら、外向きの意識に内向きの意識を重ね、いい眠りの状態へと心身を整えていきます。音楽もいいですが、外向きの意識を刺激しないように注意して選びましょう。私の場合、眠る前にはバッハやアンビエント音楽を好んで聴いています。心を静め、現実を夢の世界に近づけていくような旋律を聴いていると、病院でもこうした音楽を流せたら、訪れる人々にとってもより居心地のいい場所になるのではないか、と思います。リラックスしていると、このように思考が別の方向に流れていくことがありますが、あくまで上質な眠りをイメージし続けることが大切です。すると徐々に、意識と無意識が出会いながら混じり合ってくることでしょう。

繰り返すように、「眠り」は人生のメインとなる行為です。起きている時間など、眠りのおまけのようなものです。多くの方は逆に考えていますが、起きている時は社会に適応している時間に過ぎません。ある意味では自分自身を見失っている時間でもあると理解してほしいと思います。眠りの重要さを強く意識することで、眠りの質が深まります。眠りにも質の差があることがわかれば、日々をどう過ごすかがよい眠りのための助走であるとわかります。それは一生かけて取り組むべきテーマでもあるとわかるでしょう。

深い眠りは、あなたの「いのち」を揺り動かします。それはまるで、別人に生まれ変わったかと錯覚するほどの体験です。また深い眠りによって、無意識へと潜りこむことができます。同時に夢を見ることができます。それはイメージ世界を媒介に、無意識のエネルギーを意識の世界へと浮上させていく行為でもあるのです。時には、日々生きていくヒントさえ夢から受け取ることができます。

あなたの「いのち」は、常に今ここにありますが、「いのち」の核心部に近付いているのは眠りの時間なのです。夢を現実のように生きて、現実を夢のように生きれば、人生は捨てたものではないと感じられることでしょう。

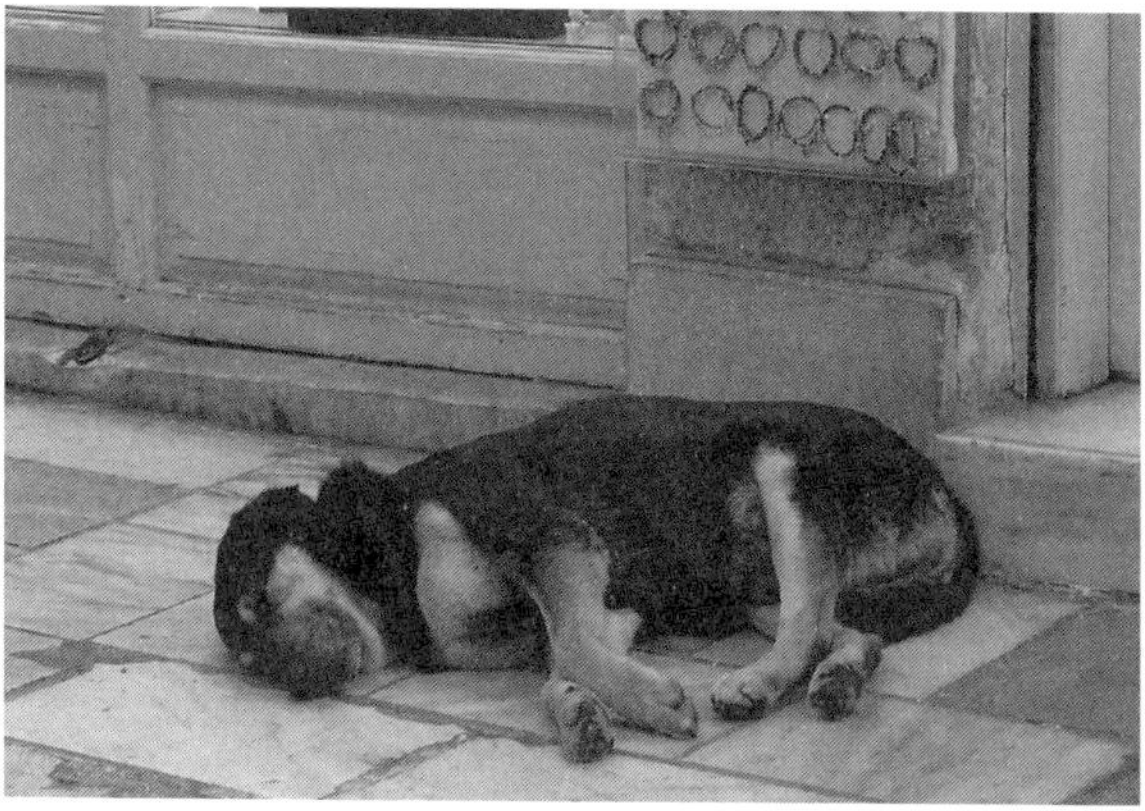

● 夜と音楽

アンビエント（ambient）という言葉があります。「環境の」という意味ですが、音楽ジャンルとして「環境音楽」とも訳されます。私は夜になると、このアンビエントを聴いて過ごすことが多いです。なぜアンビエントが夜の意識と合っているのかと言えば、リズムが希薄でゆったりと長く続くことがひとつの理由でしょう。わたしたち人間にとってリズムと言えば、まずは心拍のビートであり、それが心臓の鼓動、身体のリズムへと同期していきます。リズムが希薄なアンビエントを聴くと、そうした活動的な意識状態から解放され、音楽が脳波と同期していくような感覚へと誘われます。

その脳波とは、具体的にどういうものでしょうか。私たちの脳では、数百億個の神経細胞が微弱な電位を発生させ、互いに情報のやりとりをしています。その微弱な電位を１００万倍に増幅させせると、脳波として測定することができます。脳波は周波数の違いで4つに分類されています。興奮状態のβ《ベータ》波（周波数13～30Hz以上）、落ち着きのα《アルファ》波（8～13Hz）、まどろみや瞑想のθ《シータ》波（4～8Hz）、深い睡眠や昏睡状態のδ《デルタ》波（0・5～4Hz）です。深い睡眠と昏睡状態が同じ脳波であることを知ると驚くのではないでしょうか。これは、ゆっくりとした波のように脳波が活動している状態です。覚醒とはまるで違う時間軸を生きている状態とも言えるでしょう。私たちは眠ったり起きたりする周期を繰り返していますが、それはゆっくりとした脳波から速い脳波へ、そして速い脳波がゆっくりした脳波へと自然に変動していることでもあります。仮に、その脳波がゆっくりしたままで固定してしまうと、それはもう深い睡眠ではなく、昏睡状態と判断されるわけです。

アンビエントは、落ち着きのα波と親和性が高いように思います。そのおかげか、私自身は自然に深い眠りにつくことができます。一方で、不眠症の方の話を聞いていると、夜にYouTubeなどの動画を熱心に見ているなど、眠りへの適切な準備がなされていない方が多いと感じます。動画は視覚から脳へとダイレクトに刺激を与え続けるため、脳波はβ波のような興奮状態の速いスピードへと移行してしまいます。つまり、眠りの脳波であるゆっくりした脳波とは真逆の方向へ誘導するのです。

人間の意識や活動にも周期性があります。内的世界に向かう意識の状態が眠りであり、外的世界へ向かう意識の状態が覚醒です。動画は注目させることを意図してつくられたコンテンツである以上、見れば見るほど外的世界へ引っ張られてしまい、内的世界からは遠のいていくのです。外的世界へ適応することが社会的な出世や成功へとつながる現代社会では、内的世界を軽視する傾向にあります。たしかに外界の社会も大事かもしれませんが、より重要なのは内界の自分自身へと適応することです。ですから眠りの準備時間くらいは、外的世界のことはすべて忘れ、自分自身の「いのち」と対話しながら眠りへと近づいてみてください。

すでに述べたように、動画は脳波をβ波へと誘導するものが多い一方、α波やθ波へと誘導することを目的とした動画もあります。例えば焚き火の動画です。炎をよく観察してみると、小さい炎が寄り集まって明滅し、それらが大きな炎として見えています。いわば、ミクロとマクロの視点が無意識に往復運動している状態となり、見続けても大きな感情の起伏が起きにくく、それでいて飽きることがありません。視覚から入ってくるアンビエントのようなものです。火や炎だけではなく、川や滝、海や波の映像も、一粒の水滴と水の全体像とがミクロとマクロの世界を往復していくので、β波の意識状態へと誘導されていきます。眠るにあたって、そうした映像が向いている方もいるかもしれません。

ところでこのような、ミクロへのズームインとマクロへのズームアウトを繰り返す感覚は、仏教でいう「色即是空　空即是色」の境地に近いのではないかと思います。「色即是空」は「形あるもの（色）は形ないもの（空）になる」という意味。「空即是色」は「形なきもの（空）は形あるもの（色）になる」、という意味です。どちらも、「無常（常なるものはない）」を体現した自然界の本質を指します。それはまさに、焚火における火の挙動そのものであり、自然界の挙動そのものです。

アンビエントとして夜聞いているのは、日本の音楽家だと、高木正勝、原摩利彦、Iwamura Ryuta、haruka nakamura、Hideyuki Hashimotoなど。海外だとHania Rani（ハニャ・ラニ）、DevendraBanhart（デヴェンドラ・バンハート）、Laraaji（ララージ）、ÓlafurArnalds（オーラヴル・アルナルズ）、Chad Lawson（チャド・ローソン）、Chilly Gonzales（チリー・ゴンザレス）、Agnes Obel（アグネス・オベル）、Max Richter（マックス・リヒター）、などの音楽を好んで聴いています。これらの作品はいずれも、メロディーをドラマチックにしようと思えばできるのでしょうが、あえて感情の高まりを引き算するようにしてつくっているように感じます。いわゆるヒットチャートに登場する音楽の多くが、気持ちを高ぶらせたり元気付けたりする作風であることを考えると、先ほど列挙した音楽はそれらと真逆の思想でつくられていると実感します。

見方を変えると、多くの人は睡眠と音楽とを関連付けて考えないのかもしれません。あるいはそもそも、眠りというものが重要視されていないのかもしれません。しかし、眠りは内なる生命世界に戻る重要な時間であり、人生のメインです。

起伏に富んだ「昼の音楽」だけでなく、深い眠りへいざなうための「夜の音楽」が、「いのち」の視点からはもっと注目されてもいいだろうと思っています。

● 夜更かしの話

もう何度も、眠りこそ人生のメインであると書いてきました。このように繰り返すと、とくに若い方から、徹夜だって平気だ、むしろ徹夜こそ楽しい、という声も聞こえてきそうです。なぜそう感じるのでしょうか。徹夜をしている状態は意識と無意識の「あわい」が生まれる稀有な時間だからです。あるいは、昼の意識に夜の意識が侵入してくる時間と言ってもいいでしょう。とくに夜通しアルコールを飲むのが好きな人は、そうした意識の変性状態を楽しんでいるのだろうと思います。

たしかにアルコールを伴う夜更かしは、私たちが日常でとらわれている意識の縛りから解放されるための手軽な手段です。ただ、私自身はアルコールを飲みません。脳に対して依存性があるといった一般的なリスクだけではなく、もともと私たちに備わっている「眠り」という自然治癒のプロセスを壊したくないと常々思っているからです。

ただ、若い時には身体や生命のメカニズムなど気にしないものです。むしろ徹夜して初めて、アドレナリンが過剰に放出されるような「徹夜ハイ」のような状態を経験し、自分の未知の部分に気づくこともあるのだろうと思います。私自身は大学生の頃、徹夜を意識的に活用していました。主に試験前です。眠っているあいだに記憶が整理されるらしい、と聞いたことはありましたが、私は勉強している意識の状態を途切れさせることなく試験に突入したかったのです。そのため試験日の前日だけは徹夜していました。もちろん試験が終われば、すべてを忘れるようにして深い眠りにつくわけですが、そういった時間も格別なものでした。

医師になってからも、若い時は当直の徹夜仕事が楽しくて仕方がなかった時期がありました。朝働き、夜中もずっと働き続け、そのまま翌日の夜まで働き続けていると、体内にアドレナリンやエンドルフィンなどの内分泌物質が満ち満ちているのを感じ、それによる身体感覚の変化を楽しんでいたのです。おそらく私もまた、若い時は自分の身体の可能性や限界に対して無知であり、徹夜の体験を本能的に求めていたのかもしれません。反対に、そうした身体的冒険をしなくなるころ合いに、老いを感じるのだろうと思います。今の私は、昼の意識よりも夜の意識としての「眠り」こそが、生命の居場所であることを強く自覚しています。

積極的に夜間当直をしていた若い時期に興味深く学んだことは、体内の変化だけではありません。何かと言うと、夜の時間帯には、病院に訪れて来る人たちの層が違うのです。わかりやすく言えば、いわゆる「夜の仕事」に従事する人たちがやって来るのです。彼らと接することは、社会の別の面を見ているようで学ぶことが多くありました。ある時期から人と接するのがおっくうになり、人目も光も避けていた。すると、夜や闇の方が生きやすいことに気付いて、完全に昼と夜を逆転させた生活をするようになった、と語る人たちが多くいたことを、よく覚えています。あるいは、次のように話す人たちもいました。昼の仕事や日常に疲れた人たちが、夜の世界の中でバランスを取るようにして乱痴気騒ぎをしたがるので、そういう人たちを助けているのだ、と。たしかに昼の意識が強すぎると、身心ともに硬化していきます。夜になると、それをほどくために「眠り」がバランスを取るわけですが、その時間をこそ仕事にあてている人たちも多いのです。当時の私は、こうしたことも社会全体のバランスなのかと思ったものでした。

谷川俊太郎の「朝のリレー」という詩があります。その中に、あらゆる人たちが朝をリレーして交換で地球を守る、という一節が出てきます。人間の朝と昼と夜が常につながっていることを、バトンの受け渡しという比喩で表現した一節ですが、夜間当直の私はそれを実感として学んだのです。例えば当時は、午前4時に心臓の緊急治療で呼ばれて自転車で病院に向かうことがよくありました。そんな時間であっても、酔っぱらいのお客をタクシーに送り込むホステスらしき方々が道端にいて、すでに道路工事の人は仕事を終えようとしていて、新聞配達の人たちは自転車を漕いで働いているのです。こうした人たちが、昼の隙間を縫うように働いてくれることで、社会の全体的な仕組みが維持されているのだと思いながら、夜が明ける前に自転車を漕いでいました。こうしたさりげない一瞬の光景が、心の奥深くで保持されているのも不思議なことです。もしかしたらそれは、夜と朝の「あわい」で見かけた、一種独特の意識状態であったことが関係しているのかもしれません。

朝と夜、日常と非日常、光と闇。そうした異なる二つの世界には必ず橋を架ける必要があり、それこそが「あわい」です。意識の世界と無意識の世界にも、そうした「あわい」の世界が存在することで滑らかにつながっているのです。「眠り」という異世界にも、あなたがより健康で幸福であるための「あわい」の時間が必要です。そうしたことを今夜、少しだけ考えてみてはいかがでしょうか。

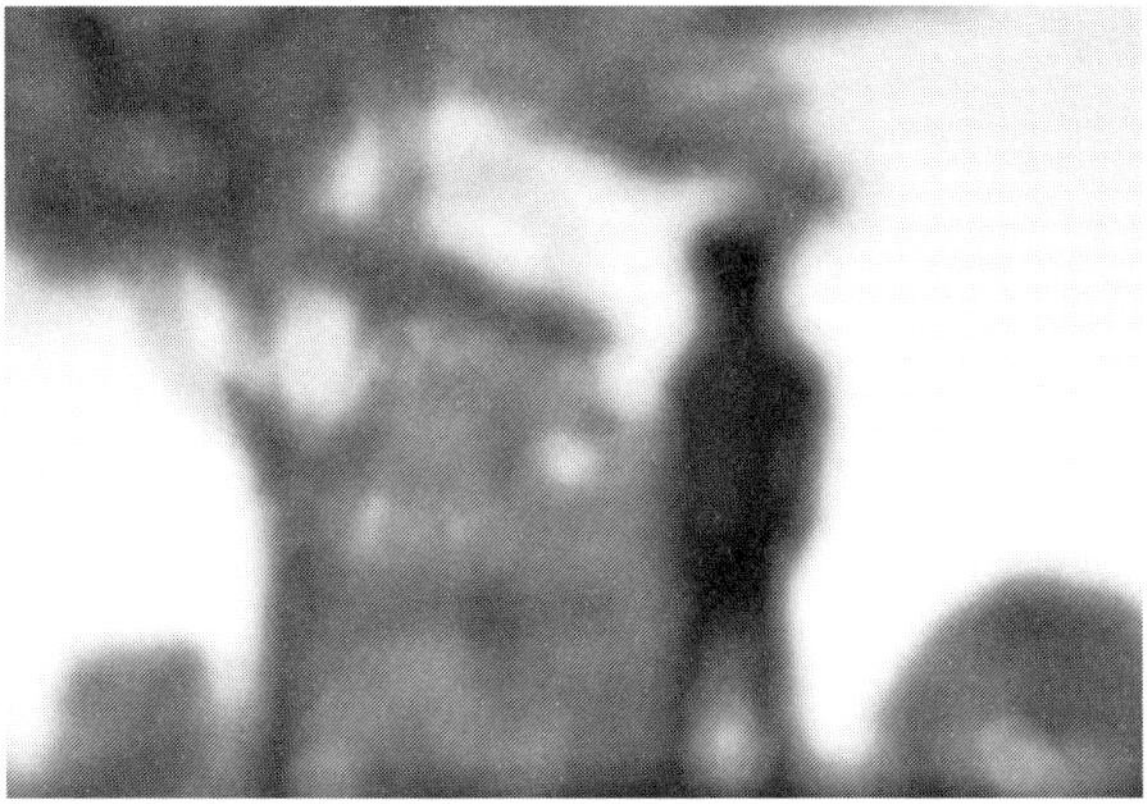

夜更かしの話

●嗜好品の今昔

夜といえば、バーやスナックなどを連想する人も多いかもしれません。そういった場所に欠かせないのが、お酒やタバコです。いずれも人間の意識構造を変える効果があり、古代から嗜好品として人々に親しまれてきました。私はどちらもたしなみませんが、日常的な社会規範に規定されている硬い意識構造を、簡単にほどいて変える力が、お酒やタバコにはたしかにあります。もっとも、昔は今と違い、嗜好品は日常的に手に入るものではなかったはずです。また、宗教的な儀式などとも密接にかかわっていたでしょう。そうした意味で嗜好品は、その存在自体が非日常的であったはずですが、資本主義や流通の発達と共にいまや、すっかり日常品として居座ってしまいました。

誰もがよく知るように、嗜好品には強い中毒性、催眠性があります。そのように大きく人間の脳の状態を変化させうるものを、自分の意志だけでコントロールできる人がどれくらいいるだろうと危惧します。とりわけ日本ではお酒に対する意識がゆるいところがあり、安いものだと、お水やお茶より安く買えてしまう場合もあります。もちろん、人々がしらふのまま生きていくのは、かなり困難な時代に思えるほど、私たちの日常には多くの困難が待ち受けています。その点、かつての儀式は、過度な嗜好品への耽溺《たんでき》に対する「守り」としても機能していたのでしょう。

嗜好品と「守り」の関係は重要です。何かしらの「守り」の中にいるからこそ、怖かったり恐ろしかったりする体験であっても、それを自分のものにできるのだと思うからです。ある時代には宗教や儀式がそうした「守り」の役割を果たし、「守り」の時間と空間を担保していました。そうした「守り」がない現代において、嗜好品による意識の変容だけを無防備に体験することは、いいことよりも危険な面が大きいだろうと感じています。タバコやお酒だけではなく、食品にも似たものがあります。例えば砂糖です。大人だとその変化を感じにくいほどマヒしていますが、子どもが砂糖を摂取した時の行動や意識状態の変化を観察していると、脳に対してかなり強い作用を起こしているだろうと思い、私はこれも極力、控えています。

現代では、物質だけでなく電子情報も強烈な嗜好品と言えます。その代表例がポルノでしょう。ポルノもまた、私たちの脳の中に確実に侵入し、中毒や催眠現象を起こします。現代のポップシーンをけん引する歌手のビリー・アイリッシュが、11歳からポルノ映像を見始めた影響で、依存症に似た症状で悪夢にうなされ、恋愛関係に悪影響を与えていたと19歳の時に告白しています。「ポルノで私の頭は壊れた。多くのポルノを見たことで私は荒廃した」と彼女は語っていましたが、一流の表現者だからこそ、自分への悪影響を客観視することができ、負の影響を正の力へ変換するようにして音楽活動に従事できたのだと思います。しかし多くの人は、そうではありません。「頭が壊れ、心が荒廃している」ことを自覚すらできないまま、依存症の穴の中から出られないのではないかと思います。実際問題として、日本では性教育が不十分であるため、ポルノのような「守り」がない環境で性の学習をしてしまえば、非常に危険でもあるのです。心理学者のカール・グスタフ・ユングは、「性の問題は天国にも地獄にも通じている」と著作の中で述べています。

こうしたことは誰しも例外ではないのです。それでも嗜好品に対し、過剰にはまってしまう人とはまらない人がいます。両者の分かれ目は何なのでしょう。ある境界線を越えた時に、好奇心を優先して先へ進んで行ってしまうのか、恐怖を感じて後退するのか、という紙一重の判断がポイントとなる気がします。私は後者だったということですが、こうした危機回避の能力は、登山の経験から学びました。登山では、登ることよりも下りることのほうが勇気や判断力を（時には生死を左右するレベルで）必要とするからです。そのように「元に戻る」ことに価値を感じられるようになれば、正しい判断を下せるでしょう。多くの場合、戻る判断をして遅すぎるということはありません。

私がお酒やタバコをたしなまないのは、意志でなく職業上の理由もあります。循環器救急の仕事を長くやっていると、いつ夜中に呼び出され、集中して仕事に取り組まなければいけないか予想ができません。今も院長という役職を果たす中で、いつ非常事態が起こっても、瞬時に適切な判断を下す必要があります。そうした生活環境の中を生き抜いていくため、とくにお酒は遠ざけておく必要があったのです。

そのために参照したのが、東洋医学の知見でした。例えば、今いる場所が寒くてしょうがない状況にあるとしましょう。西洋では、その人の外部環境を変えることで寒さを乗り越えようとします。その結果、暖房器具や衣服など、機械やテクノロジーを発展させる方向へと向かいました。それに対して、東洋の伝統的な考え方は180度異なります。東洋では、その人の内部環境を変えることで寒さを乗り越えようとします。つまり、寒さを感じている身体自体を変化させようという発想のもと、修行や鍛錬の中で自己の内部環境を変えて乗り越えようとするのです。私はここで、両者の優劣を言いたいのではありません。問題解決には、2種類の考え方があるということです。

私自身は、東洋医学の考え方を日常生活と医療の仕事の両方に応用しています。パフォーマンスを落としてしまう可能性があるものは摂取せず、その代わりに普段から集中と瞑想の力を鍛錬することで、身体パフォーマンスをあげる道を追求してきたのです。

嗜好品に頼らないために自分がどうしてきたか、という話をしましたが、嗜好品をただちに毒と決め付けるのは短絡的です。毒と薬とは表裏一体だからです。毒のようなものも、ある時点までは薬であり、ある地点を超えると毒になるという性質を持っています。わかりやすいのは、医療用として使用されるモルヒネなどの麻薬性鎮痛剤でしょう。モルヒネはまさに、毒と薬を紙一重の地点で応用している例のひとつです。しかしすでに述べたように、私たちには何かしらの「守り」がないと、モルヒネを適切な薬として扱うのは難しいものなのです。古代には「守り」として宗教があり、家族や地域などの共同体こそが「守りの場」として機能していました。それらが崩れていく中で、私たちは新しい「守りの場」を創造する岐路に立っています。自分なりの「守りの場」のもと、健康的な範囲内で嗜好品を扱うことをおすすめしたいと思います。

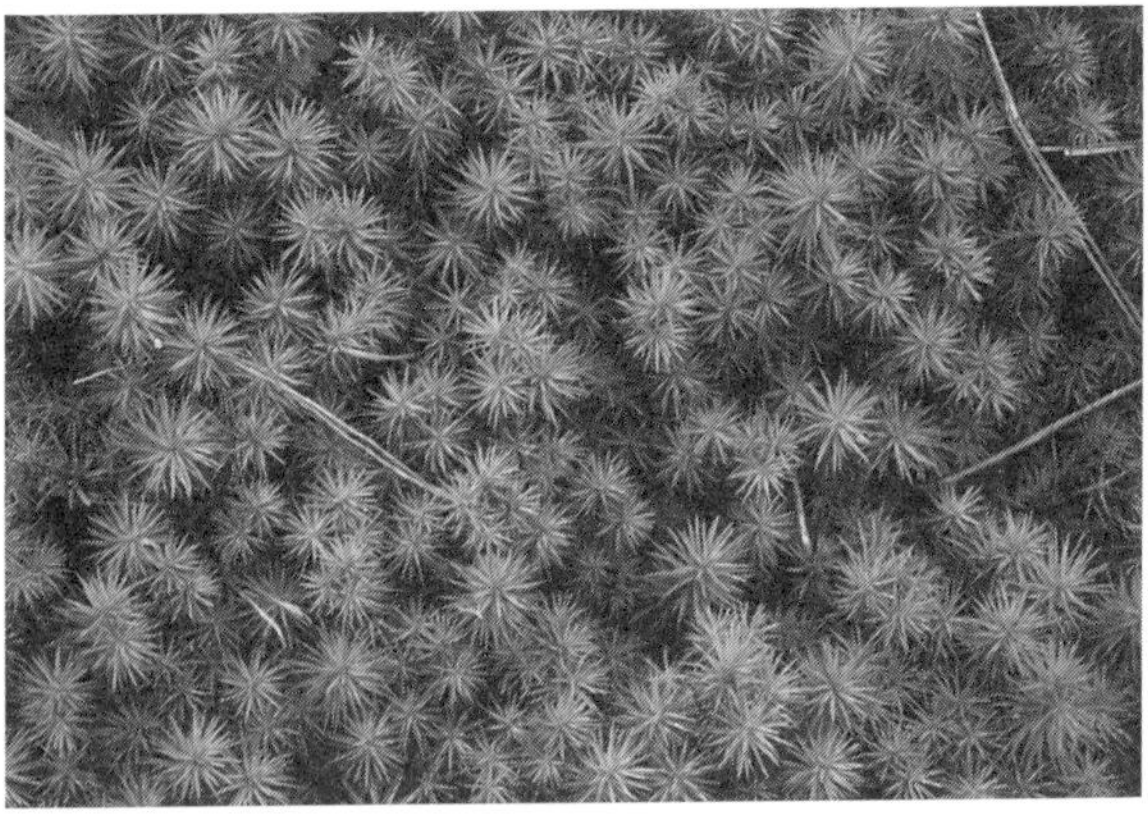

◎休日のことば

◎ 軽井沢の自然

私は今、軽井沢に住んでいます。軽井沢は、自然界と人工界とを適切なバランス感覚で維持してきた町で、美しい植物が多く残っています。休日に植物をじっくりと観察していて、あらためて感じるのは、その存在のすべてが自然界と同期し、呼応しているのだということです。とりわけ強い結びつきを感じるのは、木の根です。木の根は、時にコンクリートを突き破るほどの力で地上に露出します。実際に掘り起こしてみたことがありますが、その力強さと土との一体感には驚かされました。事実、木の伐採はチェーンソーなどで容易に可能ですが、木の根を抜く「伐根」は機械作業では行えません。木の根元をスコップで掘り出してみると、その理由がすぐにわかります。根は水平に、あるいは垂直に、土の中のあらゆる方向へと張り巡らされているからです。

このように強固な根を、どうやって取り除くのでしょう。土と根の関係性を断ち切るように、ひとつひとつ切断していくしかないのです。どの根もしなやかでありながら硬く、土に力強く食い込んでいるため、途方に暮れるような手作業が続きます。根と土の紡いできた歴史をも切断するわけですから、心も痛む作業です。何より、ヘトヘトになりながら根を切断する体験を持つと、木を見る目が変わります。あたりまえのように生えている木であっても、あのように強い根を地球に下ろしていること。そのことを知っていると、感動すら覚えます。植物は、私たちの目に見えない地下世界で、土そのものとつながりあうようにして濃厚な情報のやり取りをしているのです。

私が自然に思いを馳せるようになったのには、軽井沢の季節的な要因もあります。冬になると、葉っぱはすべて落ちてしまい、幹と枝だけが残ります。軽井沢の冬は厳しく、マイナス10度から20度まで下がることもあります。もちろん土はすべて凍りついています。その中で植物の有様を見ていると、もう新しい芽など永遠に生えてこないのではないだろうか、と感じることすらあります。しかし、季節が巡り、春の兆しが訪れ始めると、ある時一気に植物が芽吹くのです。やがて今度は、もう寒い冬など訪れないのではないか、と錯覚するほどの強い日光と紫外線が地上を覆い始めます。まさに極点を往復するような自然界の変化が、軽井沢にはあるのです。

このような変化に対して、きっと古代の人も素朴に驚き、時には不安や絶望を感じていたのでしょう。と同時に、人間の生命に対しても、強烈な変化と周期性を感じていたのではないでしょうか。植物が枯れて土へと戻って行っても、また強烈な力で新しい生命が芽吹いてくる。人もまた、死んでも必ず誰かが生まれてくる。新しいいのちは、死んだいのちと比較して見た目は違っても、本質的には同じ何かを共有しているのではないか、と。1本の木が枯れて生え変わってくる時、異なったものであるように見えながらも、同一の個体としても感じられるように。そうした生まれ変わりや輪廻《りんね》の感覚は、植物の生き死にを観察しやすい風土の中でこそ、体得できるのかもしれません。

私も医師として、色々な方の死に寄り添うことがあります。慣れる、ということはありません。それでも、医療のプロとして、実際の現場では死にまつわる様々な経験を重ねていきます。それらはひとつひとつが常に、唯一にして無二のものです。死を看取る経験を経るうちに、他者の死とは、自身がいのちを受け取ることであり、自分の心に魂を宿らせることでもあり、より大きな魂の重さに持ちこたえられるよう成長していくことではないかと思うようになりました。

植物を観察したり、自分の仕事を振り返ったりすることのほかにも、生き死にを考える機会はあります。例えば、水木しげるの『のんのんばあとオレ』（筑摩書房）という作品を読む時です。その中で描かれる、のんのんばあと水木少年との問答の中に、私の感じたことそのものが出てくるのです。水木しげるが少年だったころ、死は誰にとっても他人事ではなく、切実な自分事でした。次に紹介するのは、東京から病気療養に来ていた千草という少女が亡くなった時の会話です。

しげる「なーんもする気が起きんのだ」

のんのんばあ「それはなぁ　千草さんの魂がしげーさんの心に宿ったけん

心が重たくなっちょるだがね」
しげる「魂は『十万億土』に行くんじゃなかったんか」
のんのんばあ「大部分はそうだけど　少しずつゆかりの人の心に残るんだがね　でも　しばらくすると　その重たさにも慣れるけん　心配はいらんよ」
しげる「ふーん」
のんのんばあ「身体は物を食うて大きくなるけど　人の心はなあ　いろんな魂が宿るけん　成長するんだよ　小さい頃からいろんな物を見たり触ったりしてきちょるだろ　石には石の魂があるし　虫には虫の魂があるけんなあ　そげんさまざまな魂が宿ったけん　しげーさんはここまで成長したんですなあ」
しげる「…………」
のんのんばあ「でも　ときに宿る魂が大きすぎることがあってなあ」
しげる「いまのオレか……」
のんのんばあ「これから先はもっともっと重たい魂が宿るけんなあ」
しげる「もっと!?」

のんのんばあ「でもしげーさんの心も　その重たさをもちこたえるぐらいに
大きくなって大人になっていくんだでね」

誰かの死によってその人の心に新たな魂が宿るように、植物にも、死んだ別の植物の魂が宿るようにして別の生命が生まれてくる。そうした不可視の出来事を直感した時、私たちはこの自然界に畏敬の念を感じるのではないだろうかと思います。

◎ プラセボと茶道

「これは痛みを和らげる薬ですよ」と偽ってただのビタミン剤を与えても、実際に痛みが緩和してしまうことがあります。これをプラセボ（プラシーボ）効果と言います。英語のplaceboは、ラテン語の「喜ばせよう」に由来しています。ここから意味が転じて、気休めのための薬や処置、偽薬などの意味で使われるようになりました。

新しく使われる薬剤が世に出るにあたっては、臨床試験が行われます。その時に提出されるのが、実際の薬を投与する「実薬群」と「プラセボ群」の比較データです。そのデータを見る時、製薬会社の方はいかに実薬群の効果があったかを力説してくれるのですが、むしろ私は、プラセボ群でも一定の効果が必ず出ていることに驚き、注目していました。実薬群で効果がみられるのは、ある意味では当たり前のことです。しかし、プラセボ群での効果は実薬群と同じような説明ができません。そこに、人間の自然治癒力が持つ新しい可能性すら感じます。薬の効果はもちろん大事ですが、プラセボ群での効果も同程度に追求する価値があるだろうと思うのです。

考えてみればそもそも、製薬会社からの説明の場自体が、ある意味でプラセボ的です。説得ありきの儀式的な空間で行われるからです。「このようにしっかりした形式で説明されるのだから、効果のある薬に違いない」と。さかのぼって、新規の薬の効果を判定する臨床試験の場もまた、厳密なプロセスを経て行われる物々しい場です。そこで治験を受ける人は当然ながら、説明にも同意にも細心の注意を払います。そのうえで、多くの関係者が見守る中で薬を飲む、という行為は、まさに儀式のようです。

ふつう儀式と聞くと、精神面への影響ばかりをイメージしがちです。しかし臨床試験の場を見ればわかるように、儀式の過程は身体にも深く影響を与えるのです。ジョー・マーチャント『「病は気から」を科学する』（講談社）という書籍があり（原題は「A Journey into the Science of Mind Over Body」）、その中にプラセボ効果に触れた一節があります。それによると、「飲む」

という行為そのものが治癒に効果的だそうです。つまり、頭の中だけで「この薬は効く」と思うだけでは不十分であり、実際に口に入れて「飲む」という行為が、おそらく内臓などの内的生命世界のスイッチを押し、結果的に複雑な連鎖反応の中で治癒へとつながっていくということです。おそらく、「自分の意志で身体を動かす」という行為が、心身に新しい要素を加え、生命のプロセスが次のステップへと動き始めるのでしょう。プラセボというとしばしば、「これは効くはずだ」という思い込みの部分ばかりが取り上げられますが、そうした心理的なプロセスだけではなく、実際の身体的な行為が合わさることで、心にも体にも「効く」のではないだろうかと思います。

一方で私は先述の書籍を読みながら、別のことも頭に浮かべていました。それは、茶道の空間や所作です。茶道においては、食を共にしながら掛軸や器などを共有することで、無意識を活性化させます。外から見ると、正座をして止まっているように見えるかもしれません。しかし、そこでは体も心も「動いている」のです。

目に見えないほどの細かい所作を積み重ねながら、最終的にはお茶を「飲む」行為に結実させ、すべてのプロセスを内部に取り込むという儀式的な行為。私は、こうした全体的な営み、分割不能な営みの中にこそ、世界とのつながりを取り戻すヒントを感じます。茶道のプロセスは、誰かが頭の中で理論的に考えたものというよりも、身体的な反応をつぶさに観察しながら生まれてきたもののようです。茶道だけではありません。私たちの祖先が残していったあらゆる文化の根底には、そうした生命の仕組みに沿った本質的な治癒の方法が隠されています。休日の過ごし方のひとつとして、それらを新しく発見し直すこともまた、文化を受け継ぐことではなかろうかと思います。

◎ フィクシング・ア・ホール

日本に限らず、先進国の経済成長率は頭打ちと言っていいような状況になっています。これ以上、経済的な合理性の追求を積み重ねていくことは、そのこと自体がナンセンスになってきている印象すらあります。「仕事を頑張れば報われる」というわかりやすいゴールを失った今、私たちは何を求め、どう行動すればいいのでしょうか。

私が必要だと思うのは、「穴を埋める」メタファーで示されるような行動です。言い換えると「欠損を埋める」行為です。つまり、この世界をリペアするような行為こそが、現代で必要とされる創造的な行為ではないかということです。

これまでのように経済的合理性を追求することは、いわば富という山を高く積み上げていく営みでした。しかし山を人工的につくるには、どこかから土を持ってくる必要があります。場合によっては深い穴が空いてしまうほど、暴力的な勢いで盛土することもあったでしょう。当然、山をつくればつくるほど、同程度の深い穴や欠損が生み出されてきたはずです。そして近年になって、ついに山と穴のバランスが崩れてしまいました。深く巨大な穴に落ちて苦しんでいる人がいるだろうと思うのです。そのような時代において、穴を修復していく作業は、社会の治癒行為にもつながることでもあり、医療行為のようなものだと私は感じています。

余計なモノを持たずシンプルに暮らす「ミニマリスト」という生き方が、世界的に流行した時期がありました。たしかにミニマリストは、モノの圧迫感から回避できるひとつの手段であるとは思います。しかし、それだけでは「私は新しい山をできるだけつくりません」という表明にとどまることも、また事実です。私が重要だと考えているのは、その一歩先です。それが、すでにできている穴を埋める行為であり、より進歩的な社会へとつながる道だろうと思っています。その意味で、SDGs（Sustainable Development Goals：持続可能な開発目標）が掲げる課題は、地球規模で人工的な穴を埋める治癒行為と言えます。

ところで、私は「穴」という言葉をメタファーとして使ってきましたが、もはや現実となっている側面もあります。2022年、チリにおいて直径約25メートル、深さ約200メートル（バスケットボールコートとほぼ同じ幅、50階建てビルとほぼ同じ高さ）の謎の陥没穴が発見されました。この巨大な陥没穴はチリの採掘場近くに出現したため、人為的な影響が考えられています。いまやメタファーだけでなく、目に見える形でも穴が生まれているのです。

一方で熊本の阿蘇には、人でなく火山がつくり出した巨大な穴（カルデラ）があります。そこには町ができていて、人が住んでいます。阿蘇のカルデラは、人を含む自然のたくましさや力強さを示すよい例ですが、私たちの行き過ぎた欲望がつくった穴は、深刻な問題をはらんでいます。あまりに大き過ぎて、穴に落ちていることに気付かない人もいるくらいです。

そのように目には見えない社会の穴を発見し、欠損を埋めていくことが、自分自身と社会の治癒活動へつながるのだろうと思います。

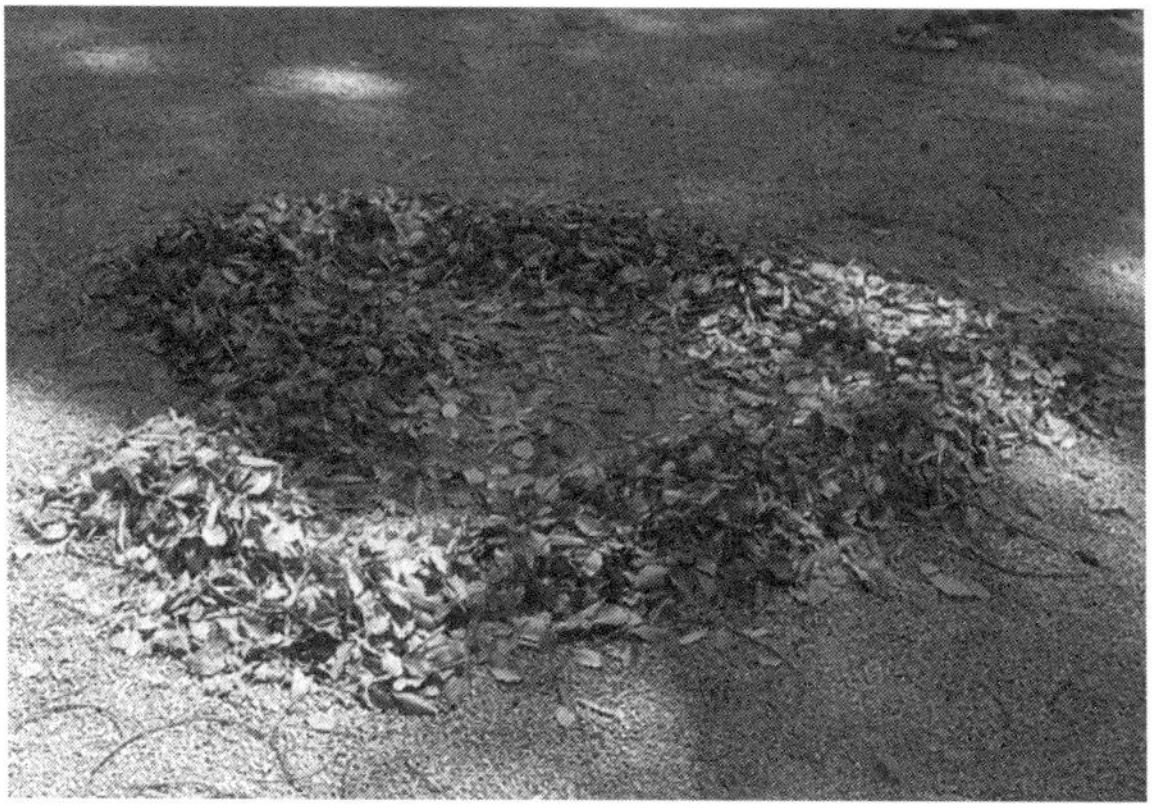

◎旅

休日と言えば旅が連想されますが、旅には、場を変えることで自分自身を変える力が含まれています。その意味で最も印象的だったのは、20代のころ、バングラデシュ～インドを3か月ほど旅した体験です。

最大のきっかけは、三島由紀夫と横尾忠則のある会話を知ったことでした。自決の3日前、三島は横尾忠則との電話の中でこう言いました。「インドには行ける者と行けない者がいるけれど、君はそろそろインドに行けるんじゃないかな」。これは、三島由紀夫自身の写真集『新輯版　薔薇刑』（集英社）の中に、横尾忠則が三島の死を暗示するかのような涅槃《ねはん》図を描いたことへの驚きからかかってきた電話で交わされた、会話の一部です。結局、横尾さんはミュージシャンの細野晴臣さんと一緒にインドに行くことになり、『インドへ』（文藝春秋、1983年）という本も出版することになったのでした。

それを読みながら私は、「自分はインドに行ける者なのだろうか」と考えたあげく、実際にかの地を訪れることにしたのです。

インドの旅では、学生旅行だったためお金もなく、一番安い電車で横断することにしました。4等列車のようなところにいたのですが、とにかく人がどんどん乗ってきて、文字通り溢れていくのです。そのうちわかったのは、一番の特等席は天井近くにある荷物置き場だということでした。なぜならそれくらい狭いスペースであれば、他の人が入る余地がないからです。事実、荷物置き場へ器用に上がり込んで横になっている人は、快適そうに寝そべっているのでした。椅子に座っていては快適どころではなく、横から人がどんどん座り込んできて、はじき出されてしまいます。驚いたのは、列車が走りながらも人が飛び乗ってくるので、誰かが客室に入ってくると同時に列車から落ちてしまう人が出てくることでした。そのたびに「死んだ、死んだ」というような意味のことが話されていながらも、列車はお構いなしにどんどん先に進んでいくのです。私は12時間ほど列車に乗っていましたが、数人が落下して死亡したようでした。乗客たちはそうした光景を当たり前のように受け入れているようで、そのことにも大きなショックを受けました。窓からは、電車に轢《ひ》かれた死体がそのまま放置されているのが見えました。また別の日にはガンジス川で沐浴《もくよく》をしていたのですが、泥色の川から頭をあげてコトンと当たったものが、上流から流れてきた死体だったりもしました。文字通りの死が日常に同居している光景。それが、インドで受けた衝撃でした。

ガンジス川と言えば、もうひとつ忘れられないことがあります。インド巡礼の聖地と言われるガンジス川ですが、水の中が何も見えないほどの、泥のような茶色をしています。そこにいるチャイの売り子の男性から、こうけしかけられたのです。太陽が最も高く上がっている時、そのエネルギーが最高潮に達する。いわばゴールデンタイムだ。その時間帯だけは、ガンジス川の水をそのまま沸かしてつくったチャイを飲んでも大丈夫だ。なぜならゴールデンタイムの間だけは、汚いガンジス川の水が聖なる水に変化するから。何より、そのチャイを飲まずしてガンジス川に来た意味がない。ここにいるみんな、ゴールデンタイムのチャイを飲むために来ているのだ、と。

死者と生者が同居する異様な空間の中で、私はその売り子の発言を何ひとつ疑いませんでした。死体が浮いている目の前のガンジス川の水を売り子が汲みました。そしてその水を沸かして作られたチャイを、私は何のためらいもなく飲んだのです。今であれば、絶対にできないでしょう。若気の至りなのかわかりません。ただ、私の胃腸には何の影響もなく、その後もインドでは右手をスプーン代わりにしてカレーを食べ続け、やはり体調に変化はありませんでした。それでも、私はインド料理店でチャイを飲むたび、あのガンジス川のチャイを思い出してしまうのです。

現代では、SNSで注目を集めるためならともかく、純粋に自分だけのためにそうした無謀なことをする人はもはやいないでしょう。でも、旅をして場が変わると、場の力により身心も変容することがあるのです。20代だった私は、毎日右手でインドのカレーを食べ続けました。そうした食による身心内部の変容もあったと思いますが、それ以上に場の力による影響が大きかったのではないだろうかと思います。死者と生者が入り混じり、人間と牛が入り混じり、ネズミとゴキブリが入り混じり、あらゆる生命が等価に存在していた、インド。シェークスピアの戯曲「マクベス」にある「きれいは汚い、汚いはきれい」のような、価値が顛倒《てんとう》した世界。インドの旅は、若き私の感性を大きく揺さぶり、あらゆる固定観念をはぎ取ってくれた貴重な体験となりました。

旅をしたのが1999年という年だった、ということも大きかったかもしれません。当時、インターネットで海外の情報を調べることは一般的ではなく、『Lonely Planet India』という旅行冊子を1冊だけ持っていきました。困ったらそこに書いてある宿屋に電話すれば何とかなるだろう、としか考えず、行きと帰りの飛行機チケットだけを購入して向かったのでした。

今こうした旅をするなら、その過程などをSNSやYouTubeに投稿することが多いのでしょう。そうなると、他者から返ってくる反応などがモチベーションになるのかもしれませんが、せっかくの体験が他者のコンテンツとして消費されることは一長一短であるとも思います。スマホやノートパソコンがない時代には、すべての旅は自分自身にしか向いていませんでした。ただしそれもまた、一長一短です。濃密でありながら、時に人生を狂わせるだけのリスクもあるからです。実際、インドの旅で違法薬物にはまってしまった学生もいて、彼らはもう永遠に日本に帰れない、と言っていました。今、彼らはどうしているのだろう、と思います。

旅とは場が根本から変わることです。とりわけ国境を越えるような旅には、人の身心をも変える力が含まれています。ただしその変化は、目で見てすぐわかるようなものとは限りません。むしろ旅による変化とは常に、無意識のうちで起こっています。いつの世も人が旅に憧れるのは、そうした偶発的な変化をこそ求めているからだろうと思うのです。そうした意味で、旅行先を選ぶ際には、変に理屈付けせずに決めてもいいのではないでしょうか。20代の私がインドを選んだように。

場を変えることには、古くから医学的な意味も見出されてきました。よく知られているのが、結核への処置です。かつて結核は不治の病とされていましたが、湯治や転地療養、サナトリウムといった「場を変える処置」がしばしばなされてきました。何もせず死を待つくらいなら、場そのものを変えることで生き抜く可能性に賭けたのです。

日本におけるサナトリムは、結核の療養をするための施設を指していましたが、結核の治療薬が開発されてからは、その意味合いも少しずつ変化していきました。心の病気や認知症、脳疾患の後遺症など、薬を飲むだけでは簡単に治療できない病気を含めたものをサナトリウムが受け入れていくようになります。

病に限らず、場そのものを変えないと根本的な解決が起きない事例は、たしかにあると思います。旅は、そうした治療的な行為も含んだものだと私は感じています。

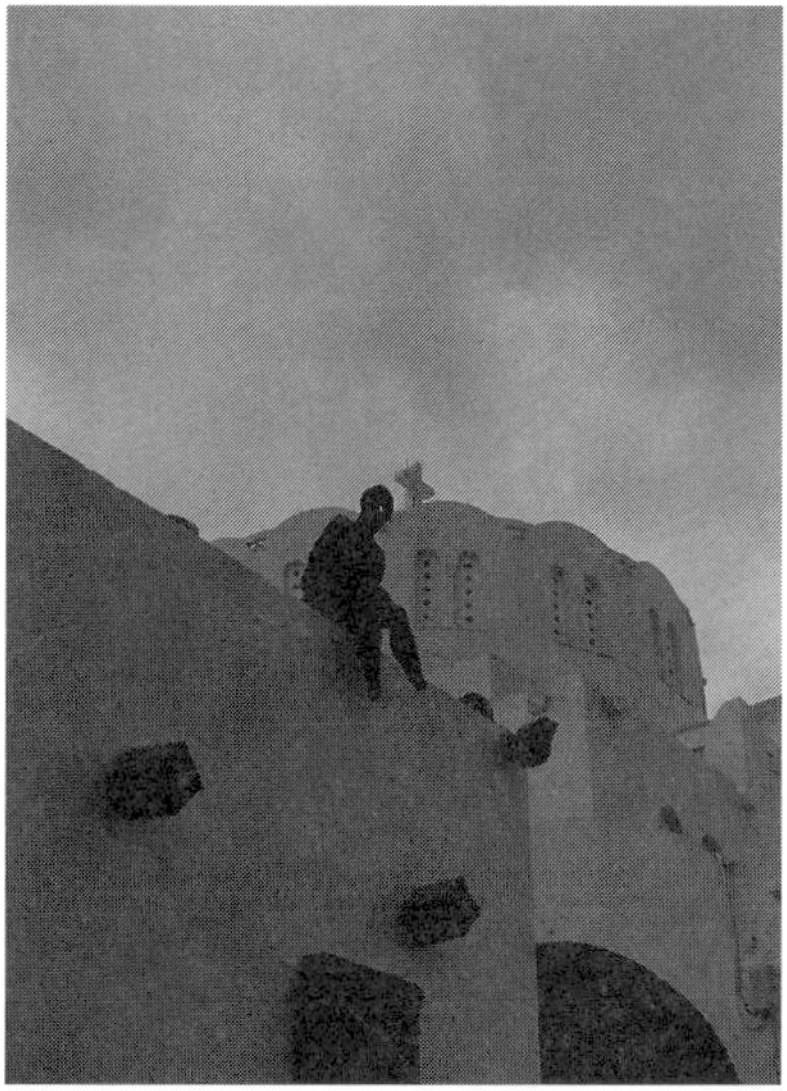

◎ 祭りの効能

民俗学の創始者である柳田國男が『日本の祭』(角川学芸出版)という本を書いています。この本は、祭りを始めとする様々な日本の文化が失われ始めている、という危機感から書かれていますが、いまや、その懸念はほぼ現実のものとなったと言えるかもしれません。

なぜ祭りは失われつつあるのでしょうか。柳田によると「祭りに見物人が生まれた」ことが指摘されています。古来の祭りは先祖を祀る共同体の知恵であり、体験でした。お客や見物人は存在せず、すべての人が当事者であり、共同創造者だったのです。それがある時期から、「私はただ見るだけの人だ」という観察者が生まれたことで、ある種の壁が生じ、結果として祭りの本質が失われたのだと述べています。

ただし、客観的な観察者そのものがただちに悪、と考えるのは早計です。客観的観察は、西洋由来の自然科学において非常に有用であり、日本の近代化に大きく寄与しました。ただしそれは父性原理を軸にした考え方で、自然と人間との間に確固たる構造を志向します。一方日本では、古来より自然と人間とを一体のものとして捉える母性原理が主でした。「身土不二《しんどふじ》」という言葉に、それがよく表れています。「身土不二」とは、自身の身体は土から生まれた食べ物によって構成されているのだから、土を汚染することは体を汚染することであり、体を汚染することは土を汚染することである、と考える言葉です。今のように輸送網も発達せず、苦しい中でも土と生命を分けることなく考えるしか生きる道がなかった時代、このような感覚は当たり前だったのでしょう。

もちろん、自然科学なくして現代の科学技術はありません。ただ、引き換えとして、私たちは自然を神としてきた祭りやある種の文化を喪失したということです。それでも、母性原理と父性原理が創造的な対話を図れば、第3の道として新しい文化が創造されるかもしれません。むしろ、それこそが現代の課題なのでしょう。私たちが一度切断した祭りと、関係性を新たに結び直す必要があるだろうと思います。

このことは、ほかのあらゆる領域の課題にも通じます。食における生産者と消費者の壁や、医療における医療提供者と受け手側との壁など、「いのち」の世界でも祭りの喪失に似た現象が違う形で起こっています。私たちは「いのち」を授かって生きていますが、生きていることは寿命を消費することではなく、誰もが当事者になって「いのち」を創造することでもあるのです。

そのほか、現代における課題としてしばしば取り上げられるのが、倫理の低下です。その意味でも、祭りはかつて重要な役割を果たしていたのです。古代のお祭りには、怖いものや恐ろしいものをおもてなしすることで、その強大な力を正の方向へと転換していました。いわゆる御霊信仰と言われるものですが、恐ろしい霊を丁重に敬い、味方になってもらうよう礼節を尽くすのが、古来の知恵でした。死者は恐れられ、敬われていたのです。私たちを見ている死者に恥じない生き方をしよう、と誰もが考えていたのです。しかし現代、死者は私たち生者を見守る存在ではなくなってしまいました。そうした死者との関係性を切断したことが、私たちの倫理規範の一部にマイナスの影響を与えていることは否めません。

死者のような〝この場にいない者〟など私たちとは関係ない、という考えが進んでいくとどうなるでしょうか。すぐに導き出せるのは、「今ここにいる自分さえよければいい」という考え方です。しかし〝この場にいない〟のは、死者だけではありません。これから生まれてくる私たちの子孫も含まれます。つまり上述の考え方は、「未来のために海や森を守る」といったごく基本的に思える倫理すら、空虚なスローガンにしてしまうのです。

柳田國男の『日本の祭』に話を戻しましょう。この本の中では、日本の信仰には文字化された経典がないため、祭りという行事を体験することでしか、それを理解することはできない、と書かれています。言語ではなく、行為と感覚だけで神の意義を伝えてきた歴史があるということです。言い換えると、感覚が変容してしまえば神の意義も変容してしまうということです。この本が出版されたのは1942年。太平洋戦争の開戦直後です。言うまでもなく、この戦争をきっかけにして、日本は西洋的な思考へとますます舵を切っていくことになります。

そして柳田の懸念通り、祭りは多少なりとも失われました。しかし私たちの社会は今、行き詰まりをおぼえています。倫理においても感覚においても、祭りと新しい関係性を結び直す必要に迫られているのではないかと思うのです。

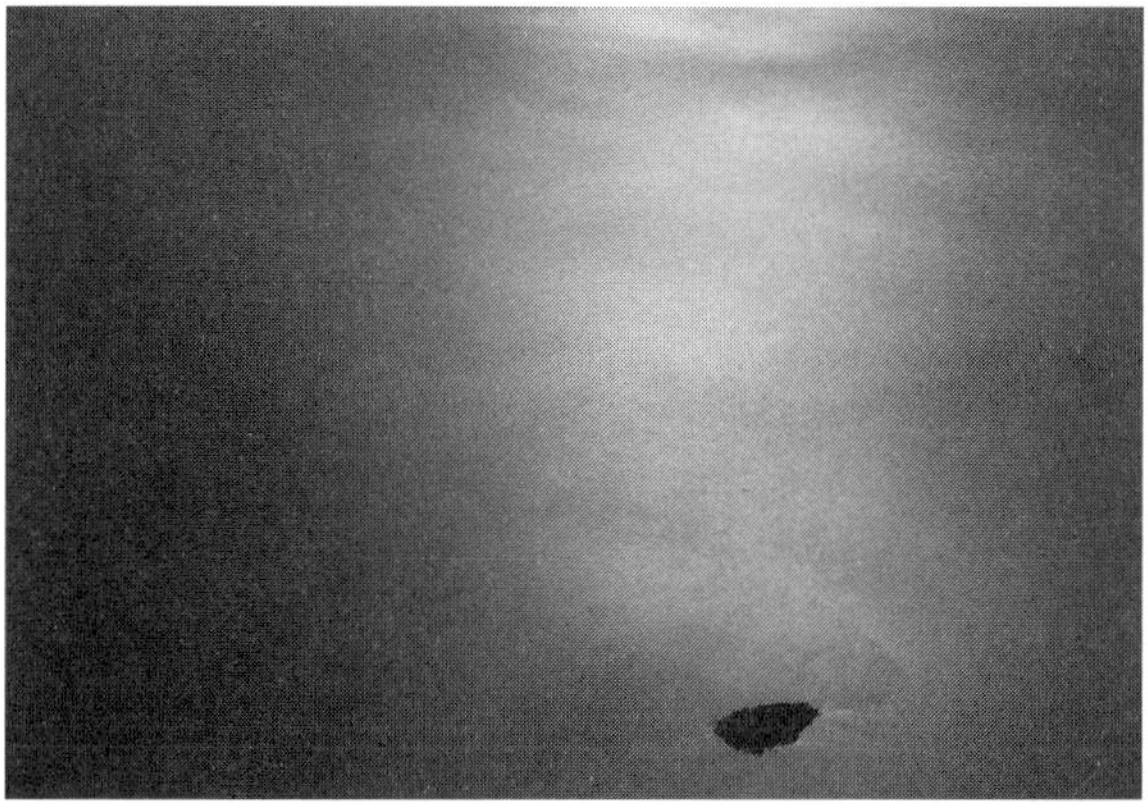

◎ 山形ビエンナーレ

1991年、洋画家の猪熊弦一郎が、ひとつの美術館を開きました。それが、丸亀市猪熊弦一郎現代美術館（MIMOCA）です。オープンにあたって、猪熊は次のような言葉を残しています。「美術館は心の病院」、「世の中に美がわかる人を増やしたい。そうすることで世の中が平和になると思う。美がわかる人は人の気持ちがわかる。人の気持ちがわかる人が増えれば、戦争がなくなる」。これらの言葉を、私は自らの著書『こころするからだ』（春秋社）に紹介しました。さらにその後、丸亀市猪熊弦一郎現代美術館で行われたシンポジウムでも、彼の思いを受け継ぎたい、ということを述べました。すると、同じシンポジウムに出席していた東北芸術工科大学学長の中山ダイスケさんから、「ぜひ猪熊さんや稲葉さんが考えていること、いのちを軸にして芸術祭を共に創り上げませんか」という言葉をいただきました。こうして猪熊弦一郎の言葉をきっかけに、山形ビエンナーレ2020に続き、2022でも芸術監督を拝命することになったのです。

そんな2022年の山形ビエンナーレのテーマは、「いのちの混沌を越え　いのちをつなぐ」。あらゆる形式で異世界どうしを「つなぐ」ことを目指しました。不安はありましたが、リアルの空間で実施することにし、人と作品とが対面で出会える形にしました。かつその規模も、身体感覚をベースとして考え、山形駅近くにいくつかエリアを設定することで、徒歩圏内でありながら広いフィールドを舞台としました。実際に全身を動かして歩き、芸術祭だけではなく、その母体となる山形の街や人の風景もすべて受け取ってもらうことが、「いのちの混沌を越え　いのちをつなぐ」ことに通じると考えたからです。

実際の展示も、とても印象的でした。中でも注目を集めていたのは、文翔館という場所で展示された「現代山形考〜藻《も》が湖《うみ》伝説〜」です。文翔館は国の重要文化財「山形県旧県庁舎及び県会議事堂」を修復した施設ですが、多くの重要文化財は保存そのものが目的となり、再活用するという発想になりにくいのが現状です。それだけに、重要文化財を傷付けないようにしつつ芸術祭の場に変換していくということ自体が大きな挑戦でした。そんな「現代山形考」では、現代美術から仏像などの古典作品までが時空を超え、一枚のキャンバスに絶妙に配置されていて、それぞれが調和し合う不思議な空間が作り上げられていました。

また、同じ文翔館で行われた「視覚障害者とつくる美術鑑賞ワークショップ」も、福祉、医療、芸術、対話、あらゆる要素が混然一体となった、発見の多い場でした。その内容はというと、視覚障害者の方と一緒に絵を見るために、同じ場にいる人全員で、絵について説明するのです。その際、10人のグループがいたら文字通り、十人十色の説明の仕方をするわけです。例えばある人は「黄色が印象的です」と言い、別の人は「大きな花瓶の中に花が入っています、背景は青色がかった緑色です」と言い、また別の人は「30㎝くらいの大きさのキャンバスです」などと言います。そのようにして、それぞれが自然に役割分担をしながら部分を説明し合い、全体像への共通理解へと至っていくのです。何より、言葉に変換すると、説明している側ですら気付かなかった細部を観察することになります。しかもそれを言葉で説明しなければならないので、今まで使ったことのない脳の回路を使います。さらに観察と説明を深めていくことで、表面的ではない美術の本質的な部分へと至ることもあります。その段階になると、説明者はまるで作者になりきったかのように説明を重ねていきます。こうしたプロセスも印象的でしたが、何より、人間の優しさや思いやりのようなものがごく自然に循環していて、その温かさに感動したことを覚えています。まるで温泉のようにポカポカと心が温かくなる空間が愛や優しさにより、その場に立ち上がっていました。

このように、印象的だった展示はたくさんありましたが、思わず涙が出たのは意外にも、作品ではありませんでした。それは、とある光景でした。山形ビエンナーレは大学が主催する稀有な芸術祭でもあるのですが、東北芸工大に所属する多くの学生たちが、コロナ禍で「集まらないように」、「学校に来ないように」とされていました。そんな中で、やっとみんなで会うことができ、一緒に何かをつくろうという目的と、時間と、空間を共有していて、その光景を見た時に涙が出たのです。創造的な思いを持った人たちが一点に集うことが、こんなにも尊いのか、と心から感じました。おそらく人には、同じ場で共に何かを創造するという行為を介してしかわかりえない特別な感情があるのでしょう。

コロナ禍で人が集まれなかったからこそ、私たちはたくさんの問いを突き付けられました。なぜ人は集うのか、集う時にはどういう場、どういう集い方が私たちの未知の力を引き出すのか。そうした個人と場との有機的な関係性を、今一度考える岐路に立っているのだと実感しました。

現代では脳を働かせて考えることが重要視されていますが、その前提になるのは、感じることです。感じるためには、脳だけではなく全身の感覚を総動員する必要があります。感じることに優劣はなく、すべてに価値があります。そうしたことを、山形ビエンナーレでは目指したつもりです。そのように芸術を媒介として感じ合える場が増えていけば、猪熊弦一郎の描いた夢に近付いていけるだろうと信じています。

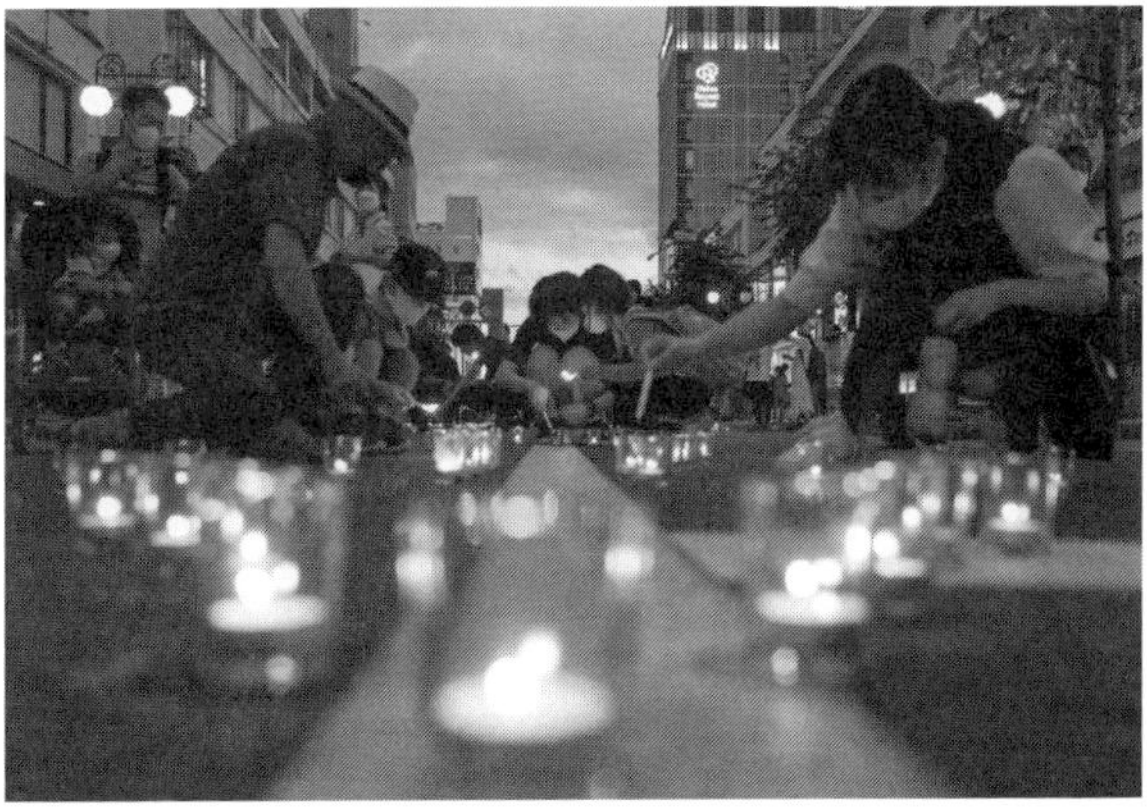

山形ビエンナーレ

◎ 子どもについて

大人は必ず過去に子どもでした。そんなこと当たり前じゃないか、と言われてしまうかもしれませんが、医療現場にいると、そのことの重要性を実感します。

医療現場では、ただ病気を治せば解決する、というケースは実は多くありません。たとえ病気が治る場合でも、どういう地点を目標にするかということがわからないと、根本的な解決にはならないことがしばしばあるのです。そんな時私は、仮のゴールを設定するようにしています。それは「その人の子ども時代、何ものにも汚染されていなかった幼稚園時代に戻ろう」というものです。というのも、人間のもっともナチュラルな状態は3〜5歳くらいの時期に集約されていると考えているからです。

しかし成長とともに、それが徐々に損なわれていきます。幼稚園から小学校、中学校と学年が上がるにつれて、社会規範や場のルールが増えていくためです。もちろん、ルールによって人間関係が円滑になるメリットもあります。ですが、ルールが増えて重層的に重なり合ってくると、ある時から欠点も相対的に大きくなってしまいます。個のためにあったはずのルールが強固になり、ルールのために個を犠牲にしてどう適応していくか、というふうに意味が転倒してしまうのです。そうなると、個人として何を大切にしているのか、何が好きなのか、何を喜びに感じているのかがわからなくなり、やがて生きる方向性すら見失っていくことすらあります。

しかし、人間は本来的に、もっと自由にふるまえる生き物です。幼稚園のころを思い出せなければ、近くにいる幼稚園児の様子を観察してみてください。彼らはすべてのルールから自由であり（少なくともそのようにふるまい）、独自の感性を手掛かりとして、瞬間瞬間を楽しく生きているように見えないでしょうか。そこで規範を持ちだすのは、いつも大人のほうです。例えば、親が「あなたは何をしたいの？　何でもいいよ」と聞き、子どもが「泥遊びをしたい」と言ったとします。すると親は「服が汚れるからダメ。部屋の中で静かに散らかさず汚さず本を読んでいて」などと返すことがあります。ごく日常的な会話のように見えるかもしれませんが、子どもはここから何を学ぶでしょうか。おそらく、無力感と失望です。そうした経験が重なると、「この相手に何を提案しても意味がない。何も言わずただ従っていればいい」という悪しき学習をすることになります。それが形を変えて何年も繰り返されていくと、幼稚園児の純粋さは、跡形もなくなってしまいます。

そのように考えていくと、病気が現れるのは、かつてのナチュラルだった自分とのバランスがうまく取れないためであるようにも、私には思えるのです。そうした経験からも、医療現場で迷った時のゴールは、どこか外部の基準に合わせるのではなく、その人が幼稚園児であった時へと、あくまでもその人の内的世界に潜んでいる基準に設定しています。

大人は必ず過去に子どもでした。ですから、休日に子どもと遊ぶことは大事です。遊ぶことで学ぶことはたくさんあります。自由や喜びの本質とも関わりがありますし、何より自分自身の原型を再発見できます。この本を書いている2023年、私の息子は5歳ですが、その仲間も同い年くらいの子どもたちで、みんな何とも魅力的です。それぞれ突出した個性が際立っていて、瞳も爛々《らんらん》と輝いています。そこには計算も打算もありません。明日のために今日の体力をセーブしようなどと考えませんし、リスクも見通しも考えません。その瞬間その瞬間を一生懸命に遊び、遊び疲れたらバタンと倒れるように眠る。人間の原型がここにあると思います。私たち大人は、社会の未来像を考えるにあたって、子どもとその日々をどう守るか、しっかり向き合うべきです。

子どもは必ず未来に大人になります。そして人生の進み行きに応じて、主語が変わっていきます。生まれてからしばらくは、「私」という主語で生きていきますが、やがて変わる瞬間が訪れることがあります。それが、結婚です。結婚することで、「私」は「私たち」という別の主語で人生を生き直すことになります。考えてみると、主語が変化する体験というのは、私たちの社会制度では結婚くらいしかありません。さらに、夫婦に子どもが生まれると、「私たち」が含む意味はさらに拡張していきます。もちろん結婚するかしないか、子どもがいるかいないかは、ある意味で偶然の重なり合いとも言えるものです。ただ、「主語が変わる」というのは、自我の意識が変換される非常に面白い体験ではあります。共同体や社会、場について改めて考えるための、最良のきっかけとも言えるでしょう。そう考えると、大人になるのも悪いことではありません。

大人は必ず過去に子どもでした。大人になることは何かを得ることでもあり、同時に子ども時代を失うことでもあります。大人になり結婚して子どもが生まれた場合には、また別の形で子ども時代を思い出させてくれるような時間が訪れます。もちろん結婚しない選択肢もありますし、子どもを持たない選択肢もあります。ただどんな場合でも、「私もかつては子どもだった」と思い出す機会が私たちには必要なのです。なぜなら、子ども時代の場所こそが人生のスタート地点であり、種が詰まった原点なのですから。

大人になると、数字で測れるものを得ることばかりに注意が向きますが、子ども時代を思い出すことは、それらをそぎ落とし、捨てていくことにも通じます。そこには悲しみも伴いますが、喪失や悲しみは悪いことばかりではありません。人生全体の視点で見返せば、一見マイナスに感じられるものの中に、必ずプラスの働きも隠されているのです。ぜひ子ども時代の中から、あなた自身の宝を発見してください。子どものように遊び、学び合いながら、私もあなたも、尊くかけがえのない生命の原点を思い出すように噛みしめて、新しい1日を生き直してみましょう。

あなたの中にある「新しい人」が目覚めるように。

おわりに

本書は「死」の話から始まり、「子ども」の話で終わっています。私たちは日々眠りという疑似的な死を体験しています。意識世界から無意識界へと。深い無意識の中で、「いのち」の世界へと深く潜っていき、自分の土台を形成するイメージの地層を通過していきます。やがて、そんな摩訶不思議な時間が終幕を迎えると、目が覚めます。目覚めた瞬間から、私たちの脳は記憶や経験などの内部情報を統合させて、過去の自分と現在の自分とが矛盾なく接続するように、自動で調整をしています。

私たちは、誰もが何者でもなかった「子ども」時代から、あらゆる情報や経験を積み重ねて、今ここに至っています。大人になるために必要なものも多く学んでいると思いますが、それ以上に不要なものも多く学習しているのです。だからこそ、無意識や眠りの世界を大切にしてほしいと思います。言い換えれば、眠りにより獲得した「空白」の中へ、子ども時代に大切にしていた感覚や感受性を挿入させて、過去と現在を新しいブレンドで混ぜ合わせ、まだ見ぬ未来を創造してほしいのです。

「ことば」は「くすり」だと書きましたが、その人がその人らしく生きるために、ことばの力を借りる必要があります。「ことば」により損なわれたとしても、「ことば」により生まれ直すこともできます。「あたま」と「からだ」、「あたま」と「こころ」、そして「あたま」と「いのち」がバラバラな方向へ動こうとしている時には、「ことば」の力を頼りに、そうした関係性を今一度組み替えてみてほしいのです。

また読書という行為は、あなたにとっての「くすり」となるような「ことば」を探すことでもあります。そう考えてみることで、また別の形で「ことば」と出会うことができます。「くすり」となるような「ことば」を定期内服でも頓服（必要な時）でも取り入れていきたいものです。「ことば」は目や耳を介して脳へと運ばれて行きますが、本書の「ことばのくすり」は、内臓へも運ばれて行くように、全身で感じていただければと思います。「ことば」を食事のように全身で受け取り、「いのち」が新しい平衡状態へと移動していくための推進力として利用してほしいと思います。

ここまで、「ことば」と「」つきで書いたのには理由があります。それは、文章による言葉だけではなく、表紙の絵や本の装丁もイメージ言語であり、広い意味での「ことば」であると思っているからです。本が出来上がるまでには、あらゆる人の「ことば」が様々な形態で折りたたまれています。著者である私の「ことば」が本の多くを形づくっていますが、編集者である出口翔さん、素敵な装丁をしていただいたマツダオフィスの松田行正さんと梶原結実さん、そのほか本の製作に関わったあらゆる方の不定形な思いも「ことば」として、本の中に染み込んでいます。本から匂いのように溢れ出す「ことば」を受け取っていただければと思います。

何気なく訪れる1日1日が、すべて異なった1日として新鮮に感じられるように、「ことば」を紡ぎました。最後までお読みいただき、ありがとうございました。

稲葉俊郎（いなば・としろう）
1979年熊本生まれ。医師、医学博士。軽井沢病院長。山形ビエンナーレ芸術監督。東京大学医学部付属病院時代には心臓を内科的に治療するカテーテル治療や先天性心疾患を専門とし、夏には山岳医療にも従事。医療の多様性と調和への土壌づくりのため、西洋医学だけではなく伝統医療、補完代替医療、民間医療も広く修める。国宝『医心方』（平安時代に編集された日本最古の医学書）の勉強会も主宰していた。未来の医療と社会の創発のため、伝統芸能、芸術、民俗学、農業など、あらゆる分野との接点を探る対話を積極的に行っている。

ことばのくすり
感性《かんせい》を磨《みが》き、不安《ふあん》を和《やわら》げる33篇《へん》

2023年5月1日　第1刷発行

著者　稲葉俊郎《いなばとしろう》
発行者　佐藤靖
発行所　大和《だいわ》書房
〒112-0014 東京都文京区関口1-33-4
電話 03-3203-4511

ブックデザイン　松田行正＋梶原結実
写真　稲葉俊郎
本文印刷所　厚徳社
カバー印刷　歩プロセス
製本所　小泉製本

ISBN978-4-479-01229-0